整形**美容**科普系列丛书

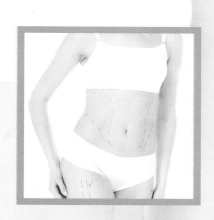

U0276670

脂肪整形
必须知道的99个问题

主　编　刘天一

復旦大學出版社

主　编　刘天一

编写者（按姓氏笔画排序）

王　瑾 (贵州省兴义市人民医院)　　杨清建 (复旦大学附属华东医院)

王万晨 (复旦大学附属华东医院)　　吴心愿 (复旦大学附属华东医院)

卢佳士 (复旦大学附属华东医院)　　陈　亮 (复旦大学附属华东医院)

卢勇周 (上海市东方医院)　　　　　周轶群 (复旦大学附属华东医院)

刘天一 (复旦大学附属华东医院)　　秦登科 (复旦大学附属华东医院)

朱晶晶 (复旦大学附属华东医院)　　贾传龙 (复旦大学附属华东医院)

毕　波 (复旦大学附属华东医院)　　钱郭嫔 (复旦大学附属华东医院)

纪丽娜 (复旦大学附属华东医院)　　郭　妤 (复旦大学附属华东医院)

杨　平 (复旦大学附属华东医院)

绘　图　卢佳士

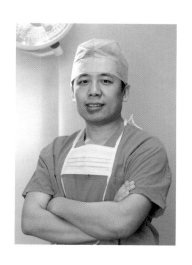

主编简介

刘天一，复旦大学附属华东医院整形美容科主任，主任医师，教授，硕士生导师，医学博士，美国哈佛大学、德国弗莱堡大学及日本东京大学整形外科访问教授。"上海市卫生系统跨世纪百名优秀学科带头人"，复旦大学皮肤再生医学研究所副所长，曾先后主持及参加国家自然科学基金、国家重点基础研究发展计划（"973"计划）、国家高技术研究发展计划（"863"计划）、上海市科委"重中之重"重点学科资助项目，以及上海市卫生局10余项科研项目。发表SCI收录论文20余篇、国内核心期刊论文80余篇，获国家专利30余项。兼任中华医学会医学美学美容分会青年委员、中国医师协会美容整形医师分会眼整形专业委员、中国整形美容协会鼻整形分会常务委员、中国整形美容协会瘢痕医学分会委员、中国研究型医院整形美容分会委员、中国修复重建外科学会委员、海峡两岸医药卫生交流协会海西乳腺微创美容外科专家委员会委员、上海市医学美学美容分会委员、上海市中西医结合学会美容医学分会委员。获得"2015新氧亚太区最受欢迎公立医院胸部整形医师奖""2016新氧亚太区最受欢迎胸部整形医师奖""2016第13届中华医学美学美容中青年医师论坛二等奖""上海市康复医学科技奖二等奖",以及"上海市医务工会科技创新发明之星"等荣誉称号,多次参加国际学术会议并作大会发言,带教研究生先后获得"国家奖学金"及"上海市优秀毕业生"等荣誉。

刘天一主任洞悉各种手术方法的优缺点并结合求美者的不同诉求和外貌特点制订个性化方案,获得求美者广泛好评,成为"好大夫""新氧"等著名医学网站的首推专家。擅长各种美容手术,尤其以眼整形、乳房整形、鼻整形,以及注射微整形和脂肪移植四大体系为主要特色。对微创双眼皮、上眼皮肤松弛下垂、失败双眼皮修复有独到见解,无痕眼袋切除术具有独创的经验和技巧,满意率高达100%。主张个体化鼻整形,通过对鼻软骨重排加硅胶或膨体等假体植入,或者选取自体肋软骨,综合进行鼻尖和鼻体整形,可以有效塑造立体清晰的鼻轮廓。擅长双平面内镜隆胸、乳房再造、巨乳整形、乳房上提,所做的乳房美容手术一直处于"新氧"APP胸部项目最受欢迎的位置。同时,对全身吸脂减肥、高成活率的自体脂肪干细胞移植、各种注射材料的综合应用,以及各种面部年轻化手术也具有丰富的临床经验。

在整形外科方面,以显微外科器官再造和组织缺损修复为特长,手术风格追求精益求精,细腻干净。在皮肤软组织缺损及眼、耳、鼻、唇、手等修复重建方面具有很深造诣,擅长皮肤恶性肿瘤大面积切除后的组织修复、乳房的整形美容修复、面部皮肤提紧,同时对下颌角肥大、颧骨肥大、颏截骨成形术、唇腭裂及唇裂二期鼻畸形整复有深入研究。

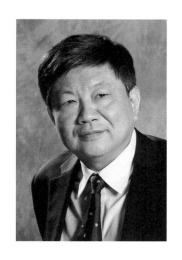

序 一

　　在解决温饱问题、基本富裕问题以后，人们对自身关注的焦点已经开始集中到如何让自己获得更好的形象，如何维持年轻的状态。年轻美丽的外表有利于提高与人交往时的自信心，扩大社交的圈子，更好地体现自身的社会价值。

　　虽然化妆、皮肤保养等生活美容在很长一段时间内是人们获得美丽的主要手段。但是，随着整形美容外科学的进步、美容医疗手段的多样化、国际交流程度日益扩大，尤其是新材料和新仪器的开发和应用，人们已经不再满足于原来有限的改变，越来越多的人会选择通过手术等方式进行医学美容，甚至有很多人出国进行美容手术，通过一个安全有效的方式获得美丽年轻的容颜好像已经成为"唾手可得"的事情。

　　然而，医学美容手术毕竟是医疗行为，整形美容手术的风险是客观存在的。即便是小到注射肉毒素、激光点痣等微小损伤的操作，都有一定程度的并发症发生率，更不要说是大型的整形手术。详细了解各种手术的基本原理和方法，以及手术前后注意事项、可能的并发症等各方面的基本知识，无疑更有利于医生和患者共同参与手术治疗，也更有利于保证手术的成功率。

基于此目的，刘天一主任及其团队按照不同的美容整形项目，分门别类地归纳总结了求美者最感兴趣的问题，让求美者对手术设计、手术的基本方法和特点、手术后护理知识等方面有一个相对全面的、理性的认识，找到最适合自己的变美方式，在变美的同时又不失个性。本套丛书语言浅显易懂，图文并茂，提纲挈领，易于阅读。相信求美者或者初入整形领域的年轻医生在仔细阅读后一定能够得到对美容整形更深入的认识。

因此，我热情地向你们推荐这套精美的著作！

曹谊林

国家"973"首席科学家

"长江学者"特聘教授

国家组织工程中心主任

中国医学科学院北京整形外科医院院长

上海交通大学医学院附属第九人民医院副院长、整形外科主任

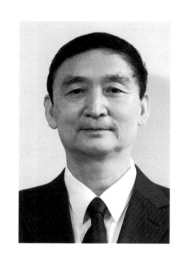

序 二

人类对美的追求是社会进步的象征。

但什么是美？什么是美的标准？美的意义何在？用什么方法实现美？这一系列问题，亟需有识之士正面引导、宣传、普及和教育。刘天一主任以一个教授、博士学者的身份，化繁为简、深入浅出、用朴素浅显的语言将纷繁复杂的美学和医疗美容科学技术以系列丛书的形式答疑解惑，将身体各部位和注射微整形等美容问题细分详解，告诉求美者，善莫大焉，这将在整形美容领域抹下浓重的一笔。

美具有无穷的魅力和价值。美对一个人、一个民族、一个国家的精神作用是无可估量的。客观地说，医疗美容历史并不太长，纯属为美而做的真正意义上的医学美容，直到110多年前才问世。这和人类飞机上天的历史时间差不多，比原子弹发明早一点点。始于西方的20世纪初叶的医疗美容获得极大的人文动力，它传播、扩散、滚动发展于整个世界，无论在西方和东方，在大洋的东岸还是西岸，医疗美容迅速走进百姓的生活里。特别是20世纪90年代后，全球每年医疗美容的人数以两位数的级别增加，在中国更是成倍增长。显而易见，在全社会的美容浪潮中，出现一些偏见和杂音是正常的。此时需要的是顺应医疗美容的发展趋势，释怀误解，准确宣传医疗美容，让美的真谛、美的科学进入并根植百姓心中。刘天一主任和他的团队当此之时，自觉担当起医疗美容科普的重任，系统地传播医疗美容知识，实在是难能可贵。

自然是美的，人类是美的。人类美的个体差异时空造就了五彩斑斓的社会。但是，青春更美、更靓丽、更充满朝气。医疗美容就是在一定程度上追求青春的美，完善青春的美，为青春的美锦上添花，返老还童，延缓衰老，延缓健康生命意义上的青春美。但医学美的标准是有争论的。笔者认为，医学美定义实质是线条流畅、几何图形规律、比例适当、色彩匹配与神态和善的总和。美善和丑恶是相对的，没有绝对的美。对于每一个爱美之男女，如何定义自身美，明确要改变什么，明确要达到一个什么样美的程度是重要的。当你经过一个医学美的过程，再塑的结果显现在镜子里的时候，你是否满意呢？如何评价？实践中，这方面的争论是较多的。

认知不一，求美者审美标准不确定，对手术后恢复过程认识不足，常易产生迷茫和困惑的心理。这套科普系列丛书，会给这些求美者一些启迪和帮助。

普及美学教育，也要研究对美的结果评价。对美的评价是一个医学、美学和哲学问题，史上研究很多。一般地说，对美的评价大致分为3个层次：个人的主观评价、群体的综合评价、社会的综合客观评价。个人的表达意见基本上是主观的，个人喜好，偏差较大，但又必须充分尊重。一个人对美的需求认识必须美容前后一致，想象一致。群体的表达往往是医疗机构集体的意见，具有很大的客观性和普遍性，常是行业的标准。社会评价，如历史上对西施、杨贵妃、王昭君等美女名人的认可，是社会性长期形成的公认意见，带有一定的艺术想象性。所以，对美的个人评价必须进行引导和普及，让每个求美者明白，美的追求目的必须明确，使用的医学方法必须可行。医疗美容是一个生物活体的修复过程，需要的时间、个体的基础和差异使美容的结果有明显的不同。各种明星和代言人美化后的形象与实际容颜差距甚大，不可轻信，更难以作为范例崇拜和模仿。"美如画中人"只是一种美妙的幻想，医疗美容不是万能的，只是锦上添花，也是有限度的，也可能有副作用。现实中，不实、夸大、虚幻宣传也时有发生，一定要学会鉴别，尊重科学。美首先是安全、健康，然后才是锦上添花。美没有什么捷径，求美者与美容医护工作人员应共同携手，创建一个和谐的美容市场。

这套系列科普丛书不仅是一个美容科学知识的宝库，也给求美者一把尺子，明确美与美容的标准，还能帮助求美者鉴别真伪，探讨美容的正确方法和途径。

应作者之邀，写了以上的话，权作对此系列科普著作问世的衷心祝贺。

朱志祥

深圳源美医疗美容门诊部院长

教授

前　言

　　在每天繁忙的美容咨询过程中，求美者提出的问题可谓五花八门，但是归纳起来无外乎有几部分："该不该做？""该怎么做？""该如何保证安全？"等等。我在详细回答这些问题的时候，头脑中时常会蹦出一个想法：应该编撰一本详细而全面的美容科普读物，里面包括了所有求美者感兴趣的问题，在仔细阅读后就会对整形美容具备一个正确的认识，避免误入歧途，酿成苦果。这就是我牵头编写这部系列书籍的出发点。所幸，在许多老师、朋友和求美者的帮助下，经过所有编写者的辛勤努力，这部著作付梓成书。

　　近年来，最直接和有效解决人体美的学科——整形美容外科，得到了飞跃式的发展。"韩式美容""人造美女""磨骨""肉毒素""瘦脸""微整形"这些都已经成为热词而广为传播，人们对美容整形的态度从20年前的排斥歧视到现在分享整容经验，已经有了根本性的转变。相信不久的将来，人们呼朋引伴共同去整容的做法也会蔚然成风。但是，我们一定要清醒地意识到，作为医学三级学科，整形美容的产生、发展、治疗原则、方法、术后处理等各个方面，都是依照医学发展的模式而进行的。如果忽视这些基础，盲目地追求市场化和利益最大化，过分地夸大效果或有意隐讳并发症，必将使学科发展偏离轨道，对求美者造成不良的后果。我们也必须承认，美容外科来源于整形外科，而整形外科作为一个交叉性的边缘学科，它与烧伤外科、眼科、耳鼻咽喉科、皮肤科、普外科、泌尿外科等学科都有非常紧密的联系。经过两次世界大战的阶段以后，整形外科开始逐步完善和壮大。近30年来，美容外科在整形外科领域内取得了更快的发展速度，明白了这些逻辑关系，有利于我们梳理和理解美容外科的学科地位和特点，明确美容外科确实属于医学的一个分支学科，更有利于我们正确选择美容的方法和了解其中的风险。

同任何其他医学学科一样，美容外科有自己的选择标准、治疗原则、手术特点、注意事项、手术风险等。作为一个美容外科医生，不但自己要通过刻苦学习、努力钻研以熟悉这些内容，掌握高超的技术本领来完成手术操作。而且，还要广泛传播正确的求美方式，帮助求美者树立正确的美容动机和审美标准。在日常临床工作中，我们见到了太多求美者，他们的要求或者严重脱离实际，或者缺乏基本的美学鉴赏力，或者对自身没有客观的认识，人云亦云，或者特别执拗于自己的所谓美学参数，还有非常多的求美者盲目相信广告吹嘘的效果。由此他们都选择或者接受了不恰当的，或者反复多次的不良手术，造成并不完美的效果，有的甚至造成"毁容"。从这个意义上来说，为了学科的健康发展，为了广大求美者真正能够享受到"美容"所带来的快乐愉悦和自我满足，医学工作者做好科普宣教的工作义不容辞！

在我近20年整形美容外科从业的过程中，随着技术的提高、案例的增多，对美的认识也不断深入，越来越感觉自然的、合适的、个性化的、符合自己气质的、形神合一的术后效果才是最美的。为了达到这个目的，医生固然会精雕细琢、精益求精，而求美者亦应清晰认识每种美容手术的优缺点、预期的理想效果，以及手术前后的注意事项，并且要密切配合医生，这样才能最大限度地保证美容治疗的成功率。相信您仔细阅读本书后，能够在这方面获取相关的知识。

感谢在本书撰写和出版过程中给予大力帮助的所有朋友，尤其感谢曹谊林教授和朱志祥教授在百忙之中仔细阅读书稿，甄别校正错误，并亲自为本书作序。

由于科普书籍编写的经验和能力有限，书中难免存在欠缺和不足，敬请各位亲爱的读者给予批评和指正！

刘天一

2018年2月

目 录

第一章 脂肪整形总论

第二章　抽脂塑形相关问题

第三章　面部脂肪移植相关问题

第四章　脂肪隆胸、隆臀以及会阴美容和手部美容

第五章 脂肪整形护理相关问题

01

第一章

脂肪整形总论

- 脂肪是什么？有什么作用？
- 人体脂肪组织由哪些成分组成？
- 人体脂肪是如何分布的？哪些部位的脂肪可以抽吸？哪些可以用来移植？
- 什么是棕色脂肪和白色脂肪？
- 什么是脂肪干细胞？
- 抽脂和运动健身哪个减肥效果更好？各有什么利弊？
- 是否可以通过体质指数评估自己身体的脂肪量？
- 是不是脂肪越少的人越漂亮？
- 为什么稍微胖一点的人看起来更年轻？

- 如何快速健康地增加自身脂肪？
- 抽吸减少脂肪对高脂血症者有好处吗？
- 糖尿病患者可以脂肪抽吸和移植吗？
- 脂肪移植在传统疾病治疗中有哪些应用？
- 脂肪移植在整形美容领域有哪些应用？
- 该选择什么样的机构或者医生进行脂肪整形相关手术？
- 脂肪整形美容手术有哪几种？各有什么作用？
- 脂肪外科手术有没有年龄的限制？
- 脂肪外科手术的风险大不大？
- 脂肪外科手术一般都采用什么麻醉方式？

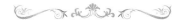

01 脂肪是什么？有什么作用？

脂肪组织是人体组织中的一种，几乎满布于全身各处，包括头皮、面部、颈部、胸壁、乳房、腹壁、腹部内脏、会阴区、四肢等。根据部位的不同，主要分为体表脂肪和内脏脂肪。根据不同的颜色，又可以分为白（黄）色脂肪和棕色脂肪。

从医学组织学上讲，脂肪是以脂肪细胞为主要成分的特殊结缔组织，其中的脂肪细胞多是沿小血管呈单个或者成群分布，被疏松结缔组织分隔成许多小叶。每个成人体内，大约有300亿个脂肪细胞。在幼儿期大量增殖，到青春期数量达到巅峰，此后数量一般不再增加，但是它的体积会变大。这是因为脂肪细胞中含有脂滴，它的主要成分为三酰甘油（甘油三酯）。三酰甘油增多，脂肪细胞就会变大，导致整体肥胖发生。脂肪细胞浸润在周围特殊的组织间液和细胞外基质中，这些基质包括小血管、神经、淋巴管、透明脂肪、弹性纤维、胶原纤维、巨噬细胞等。正是由于这种疏松排列的脂肪细胞和细胞外基质形成了独特的脂肪组织。

现有研究表明，脂肪组织除了保温、支撑、充填、保护血管神经、缓冲力量、储存能量外，还会影响胰岛素敏感性、血压水平、内皮功能、纤溶活动及炎症反应等，参与多种重要病理生理过程。现代医学已将脂肪视作是一个极其重要的内分泌系统。

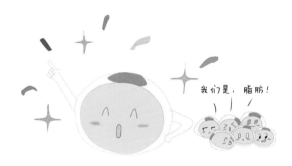

我们是，脂肪！

02 人体脂肪组织由哪些成分组成？

正常成年人脂肪组织由脂肪细胞和包括胶原纤维、血管、成纤维细胞及免疫细胞等细胞周围基质成分构成。脂肪组织中50%的细胞成分为脂肪细胞，体积却占96%，所以，我们平时所看到的动物的皮下脂肪主要是富含脂滴的黄色脂肪细胞。脂肪细胞作为脂肪组织的主要结构单位，主要功能是储存及动员脂类。一般成人数量为（2.5~4.5）×10^{10}个，而肥胖者可达9×10^{10}个。其大小随所含脂类的多少而定,直径20~200μm,体积可相差数百倍。所以确切地说,脂肪的肥胖主要是脂肪细胞的肥胖。

而剩余50%脂肪组织的细胞成分为血管、神经及结缔组织细胞,以及巨噬细胞等,这些细胞数量众多,但是体积较小,只占4%的体积。但是,对于脂肪细胞的营养、迁移、转化、凋亡等生理活动具有重要意义。

我们临床抽吸出来或者进行转移的主要是脂肪细胞,即肉眼可以看到黄色颗粒状的脂肪组织。在手术过程中必须保护好脂肪细胞,避免破损和毁坏,才能够最大限度地保证移植成活率。

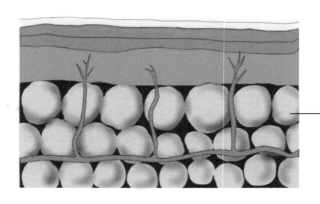
—— 脂肪组织

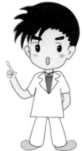

03 人体脂肪是如何分布的？哪些部位的脂肪可以抽吸？哪些可以用来移植？

整形外科所讲的脂肪主要是皮下脂肪层，又称为浅筋膜系统层。可将其中的脂肪分为两层：①蜂窝层；②板状层。蜂窝层脂肪组织位于真皮下浅层，广泛分布于全身，是由小的脂肪球组成，紧密地嵌在浅筋膜纤维隔内，肥胖时此层将会增厚。板状层脂肪组织位于深层，在浅筋膜层和肌肉筋膜之间，是由大的脂肪球松散地嵌在广泛的筋膜间隔内，比蜂窝层脂肪更疏松。它仅出现在如腹部、髂窝、大转子区、大腿上 1/3 的内侧面、上臀后面等某些区域。肥胖者的板状层增厚比蜂窝层明显，一般板状层增厚是正常人的 8~10 倍，蜂窝层是正常人的 2 倍。因此肥胖者可呈现畸形体型，女性腹部呈现小提琴形畸形（即凸型）。有些区域仅有蜂窝层，如大腿的前面、大腿中段的内外和后面、大腿下 1/3、小腿后部、踝部和上臂的前外和后面等。

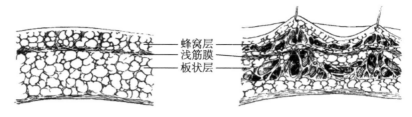

蜂窝层
浅筋膜
板状层

皮下脂肪的分层

　　根据这些脂肪分布的特点，全身各部位都可进行脂肪抽吸，但是抽吸的层次及程度就要根据上述分布特点进行调整。一般来说，真皮下浅层即蜂窝层脂肪抽吸术后可获得良好的皮肤回缩，达到满意的局部塑形的目的。而对非常肥胖的患者，如果要达到减肥和塑形双重目的，则要进行全层（即浅层和深层）脂肪抽吸。抽吸完成后仅保留真皮下层脂肪团，这样术后塑形效果更好。但是，有些区域如前后胸中线、腹股沟、臀和乳房下皱襞，浅筋膜层直接与深面的肌肉筋膜和骨膜形成粘连带；在髂嵴区，浅筋膜直接与骨膜黏着。这些区域以及重要的神经、血管穿出区，是抽吸脂肪的绝对和相对禁区，应小心对待，一般不做脂肪抽吸或者做精细简单的抽吸。

　　而脂肪移植中，由于不同部位的脂肪组织在组织学、生物化学等方面存在差异，所以供区的选择对移植脂肪的存活率有较大影响。一般选取皮下脂肪易堆积的腹部、臀部、股外侧、后腰部及大腿内上侧作为供区。这些部位脂肪组织蛋白酶活性高于其他部位，有利于移植后脂肪细胞的存活，同时也方便操作。

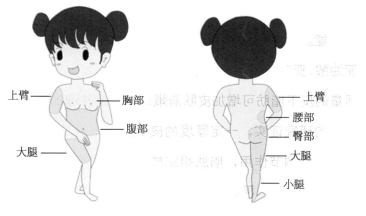

上臂

胸部

腹部

大腿

上臂

腰部

臀部

大腿

小腿

人体脂肪分布示意图

04 什么是棕色脂肪和白色脂肪？

正常脂肪细胞呈圆形或卵圆形，胞质内含有脂肪滴，细胞核呈扁卵圆形，被脂滴挤向细胞的一侧。脂肪细胞能合成和储存中性脂肪，脂肪在氧化分解时可释放大量热能。根据脂肪细胞的颜色、结构和功能不同，可将脂肪组织分为白色脂肪与棕色脂肪。

白色或黄色脂肪组织又称单泡脂肪组织，其构成的脂肪细胞为单泡性脂肪细胞，其体积很大。该种脂肪组织广泛分布于皮下组织，主要功能为储能并向其他组织提供能量，是人体最大的能量储存库，还有产热、隔离、保护、支持、缓冲、参与代谢、免疫功能的调节及促进脂溶性维生素的吸收等功能。此外，脂肪对人体的健美起重要作用，其中所含的亚油酸、亚麻酸等不饱和脂肪酸对皮肤、毛发有营养滋补作用。适量的皮下脂肪可增加皮肤滑嫩的质感，并增加皮肤活动度。近年的研究证实，一定厚度的皮下脂肪组织对女性生殖器官的发育有调节作用，脂肪组织的含量可影响月经初潮的时间及体内性激素水平。

棕色脂肪组织又称多泡脂肪组织，细胞为多泡性，其体积较小。棕色脂肪组织在幼儿期较多，成年人含量极少，约占脂肪细胞的1%，对低温环境下的体温调节和食物诱导性产热等方面起决定作用，它能够快速氧化脂肪，产生大量热量。在寒冷环境中，棕色脂肪组织的脂类消耗较快，有利于抗寒。

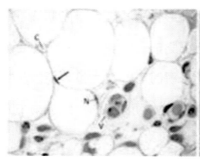 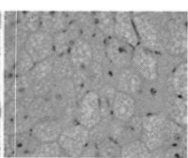

黄色脂肪组织　　　　　　　棕色脂肪组织

05 什么是脂肪干细胞？

脂肪干细胞是从脂肪组织中分离得到的具有与骨髓来源干细胞类似的自我更新及多向分化能力的多能干细胞。因为来源广泛、获取较易，目前被认为是干细胞治疗的优选种子细胞。它不仅可诱导分化为脂肪细胞、成骨细胞、软骨细胞、心肌细胞等多种细胞，同时还可分泌多种细胞因子。临床上脂肪干细胞除已用于抗衰老之外，也成功应用于多种创伤修复以及组织器官损伤和部分免疫性疾病的治疗。

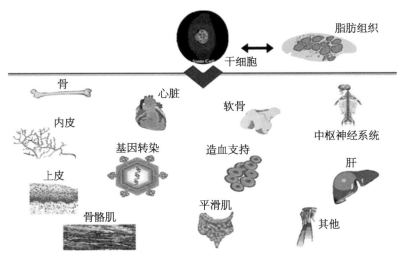

脂肪干细胞的应用

06 抽脂和运动健身哪个减肥效果更好？各有什么利弊？

很多人认为运动健身是最好的减肥方法，从科学角度来讲，合理的运动配合健康饮食是无创又安全的减肥方法。但运动和饮食控制减肥周期较长、难以坚持、停止后比较容易反弹等，也是不容忽视的事实。抽脂手术是医疗瘦身中比较常见的有创方法，见效比较快。让人担心的问题就是术后是否会反弹，下面通过脂肪细胞的特点来具体分析。

由于人体脂肪细胞新陈代谢周期很长，除了脂肪组织中少量的脂肪干细胞外，基本没有自我复制繁殖能力。所以人在成年以后，其脂肪细胞数量就基本恒定不变，胖与瘦之间的区别主要在于每个脂肪细胞所含脂肪量的不同，也就是脂肪细胞体积的大小差别。

通常的非手术减肥方法不能减少脂肪细胞的数量，比如运动和节食，它只是在节食期间，由于体内的脂肪细胞吸取不到充足的营养，而导致体内脂肪细胞的体积被"饿"得变小了，而体内的脂肪细胞还是原来的那么多。所以，一旦停止运动和节食，这些脂肪细胞会疯狂地吸取能量，导致减肥

反弹的结果。而抽脂手术
能使脂肪细胞的数量绝对
减少，脂肪细胞的数量减
少之后就不可能再增加。
因此，理论上来说，吸脂
减肥手术后的效果是永久
性的。

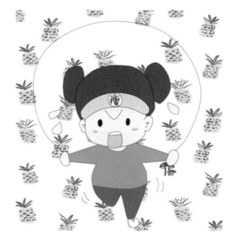

还有一些人在吸脂手
术一段时间后，会感觉比刚吸脂时稍胖，这其实并不是反弹，
而是因为不当的饮食造成剩余的脂肪细胞变大、变胖。手术
后只要不暴饮暴食，适当进行锻炼，就能维持较好的身材；
即使体重微增，人变得圆润，但曲线仍然很漂亮。

07 是否可以通过体质指数评估自己身体的脂肪
量？

体质指数（BMI），是用体重千克数除以身高米数的平方
得出的数字，是目前国际上常用的衡量人体胖瘦程度以及是
否健康的一个指标，主要用于统计用途。

随着科技的进步，发现BMI值只是一个参考值。由于

11

BMI没有把一个人的脂肪比例计算在内，所以BMI超重的人，实际上可能并非肥胖。举个例子，一个练健美的人，由于体重中含有高比例的肌肉，他的BMI也会超过30，但却并不肥胖。所以说，要真正衡量一个人是否肥胖，还需要评估自身的脂肪量，从这个意义上说，体脂肪率比BMI更准确。

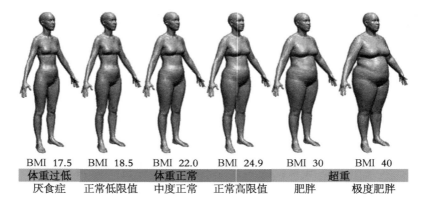

BMI 17.5	BMI 18.5	BMI 22.0	BMI 24.9	BMI 30	BMI 40
体重过低	体重正常			超重	
厌食症	正常低限值	中度正常	正常高限值	肥胖	极度肥胖

08 是不是脂肪越少的人越漂亮？

　　自古以来，如何保持迷人的体型，是无数女性孜孜追求的终生事业。每个时代、每个民族对于美的定义千差万别。但是，除了唐朝以胖为美之外，各个朝代基本都以瘦为美。过去，决定审美的四大因素（健康、繁殖、经济能力、影响力）到了现在已经完全改变。随着医疗科技的发展，使人类认识到胖并不健康，繁殖能力也不在于胖瘦，经济能力也早已超

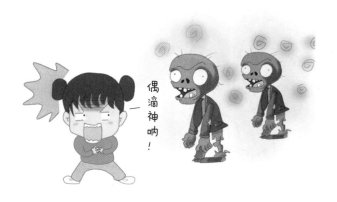

越了以吃来炫富的初级阶段。而我们身处在一个价值观多元化的时代，也不存在个人全面操纵社会审美的情况。所以为了健康和美，适当减肥确实是好事，保持身型苗条也是好事。

那真的是脂肪越少，人越瘦越漂亮吗？答案是否定的。因为过瘦会显得没有活力和朝气，面部组织量流失所导致的凹陷更是衰老的表现。而且，瘦骨嶙峋除了让人心生不适，还会由于内分泌、机体能量供给的失衡导致不孕、骨质疏松、胆结石、贫血、记忆力衰退等疾病。更有甚者，因为机体内脏脂肪的减少，脂肪对脏器的固定和保护作用丧失，而导致胃下垂和子宫脱垂等！因此，在保持健康拥有必要的脂肪后不过分肥胖才是最美的。

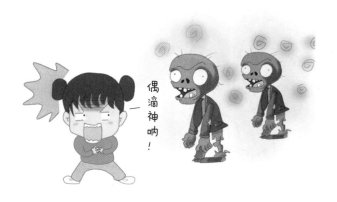

09 为什么稍微胖一点的人看起来更年轻?

随着年龄的增长，面部老化不可避免，其特征就是组织松垂+容量减少+轮廓改变。面部老化首先的表现是组织松垂，主要表现在泪沟、苹果肌以及鼻唇沟区、木偶纹区域、下颌区域的松垂。面部容量的减少主要是面部脂肪组织量的流失，尤以面中部的苹果肌区凹陷最明显，鼻唇沟以及下颌缘整个容量都在流失，组织凹陷是非常明显的面部老化。第三个就是轮廓改变，其实是紧随着松垂和容量的改变而导致的。

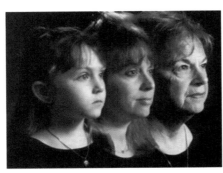

颧脂肪垫 ┬ 颊部
        └ 颊下部

帽状腱膜脂肪垫
鼻唇沟脂肪垫
颏前脂肪垫
颈阔肌前脂肪垫

对于稍微胖一点的人，面部的皮下脂肪尤其是深层脂肪量较多，在衰老过程中其面部脂肪组织量的流失相对不是很明显，所以脂肪对皮肤的支撑作用就比较好。同时，研究表明，脂肪组织中含的基质干细胞具有多种分泌功能，分泌许多生长因子和活性肽，可以起到对抗皮肤老化的作用。所以，稍微胖一点的人看起来要比同龄人显得年轻一些。

⑩ 如何快速健康地增加自身脂肪？

对于身体过度消瘦以及近期准备进行脂肪移植手术的爱美者，为了确保手术效果及减少移植后的脂肪吸收率，如何快速健康地增加自身的脂肪是个关键问题。

如果不是天生就瘦，排除了消化及吸收障碍性疾病，或者只是因为减肥而导致的消瘦，那么要增肥的话，第一步就是恢复正常的饮食。虽然没有专门增加皮下脂肪的食物，但是所有食物经过消化吸收都可以转化为脂肪。所以饮食一日三餐必不可少，并且进食规律，保证碳水化合物的摄入量。健康饮食时，消耗热量的50%~60%需由碳水化合物提供。食物以谷物为主，多吃面食如面条、馒头、馄饨等，补充充足的蛋白质如鱼类、猪蹄汤等。在正常的饮食基础上，再多吃点心、坚果等，打破平衡，让摄入的热量多于消耗的热量，才能将热量以脂肪的形式储存。要注意的是，零食要适量，零食热量虽然高，可以让人变胖，但是零食的糖分也高，还含有各种添加剂，多吃无益。在运动方面，如果为了增肥，

15

当然是要少做运动，更不要做大量运动，防止皮下脂肪的消
耗和肌肉粗壮肥厚。

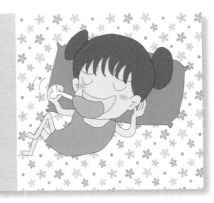

快速健康地增加自身脂肪：

多吃谷类食物

减少运动量

保证摄入多于消耗

⑪ 抽吸减少脂肪对高脂血症者有好处吗？

高脂血症即血浆胆固醇、甘油三酯、总脂等血脂成分的
浓度超过正常标准。长期的高脂血症可引起一些严重危害人
体健康的疾病，如动脉粥样硬化、冠心病、胰腺炎等。高脂
血症本身并不是脂肪手术的禁忌证。但考虑到手术的安全性
和术后良好的恢复，手术前还是应该尽量控制血脂指标在正
常水平。

肥胖人群大多存在机体脂肪代谢紊乱，对游离脂肪酸的
动员利用减少，血中的游离脂肪酸积累，血脂容量升高，往
往有高血压、高血脂和糖尿病。中心性肥胖患者发生上述疾

病的危险性更高，尤其
是腹部脂肪比较容易分
解，并由门静脉进入肝
脏使血脂异常，形成导
致动脉粥样硬化的危险
因素。脂肪抽吸尤其是

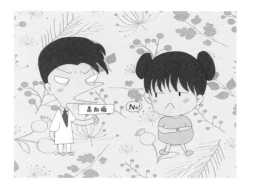

腹部大量的脂肪抽吸，可以增加胰岛素的敏感性，降低血糖
和血脂，不但对身体无害，反而可减少上述疾病的发生，起
到预防疾病的作用。

⑫ 糖尿病患者可以脂肪抽吸和移植吗？

糖尿病虽然不是脂肪手术的禁忌，但会增加手术风险。
如伤口延缓愈合、增加感染率，影响预后效果。所以，在进
行脂肪手术前应控制好血糖，使其稳定在正常水平是非常重
要的。如果血糖过高，需要先到内分泌科做降糖治疗。

对于病态性肥胖者，通过脂肪抽吸减少脂肪，对其生理
和代谢改变有重要意义，特别是糖尿病患者。因为肥胖除可
增加心脑血管负担外，还与糖尿病相关。不是所有的肥胖者
都会发生糖尿病，但胰岛素水平与理想体重之间有明确的相

17

关性。肥胖可增加对胰岛素的需求量，肥胖与血清胰岛素水平呈平行关系。脂肪抽吸可改善肥胖（糖尿病前期）和糖尿病患者的病情，以及糖尿病患者的血清胰岛素水平。如恰当应用，亦可缓解严重糖尿病患者的病情。需强调的是，手术之前应首先控制血糖值达到接近正常水平。

13 脂肪移植在传统疾病治疗中有哪些应用？

大多数情况下，自体脂肪移植通过填充组织缺损及增加组织量，以达到美学效果。然而，脂肪移植也越来越多地应用于非美容的治疗，如乳房重建、偏头痛、斜坡脊索瘤、先天性短颚、声带麻痹、腰椎间盘突出、红斑狼疮性肢痛、区域性硬斑病、臭鼻症、漏斗胸、薄甲声带沟、半侧颜面萎缩、内源性指蹼瘫痪、鼓膜成形术、眼窝重建、额窦骨折、颞下颌关节重建等。这些脂肪移植除了具有物理性填充作用外，移植物中含有的基质干细胞及多种相关分泌蛋白也有其他作用。但其在各种疾病治疗中的具体作用机制，仍需进一步深入研究。

14 脂肪移植在整形美容领域有哪些应用？

　　自体脂肪移植术在20世纪80年代流行以来，适应证已逐渐发生了变化。最初在美容外科主要是治疗面部皱纹，尤其是鼻唇沟、外侧口角交界处、眉间皱纹和手部的改善。目前已经扩展应用于面部局部塑形、全面部年轻化治疗、胸部和臀部填充塑形、阴唇填充私密整形等多个整形美容领域。可以说，治疗的解剖范围逐步扩大，几乎可以用到全身各个部位凹陷的美容矫正。

脂肪移植在整形美容领域的应用范围

（1）凹陷畸形治疗：如烧伤、创伤、肿瘤切除、医源性凹陷、乳房再造后局部饱满度欠佳等组织器官的修复重建；

（2）局部增容性美化：如额头、太阳穴、印堂、苹果肌、上眼睑凹陷、鼻唇沟、下颏、侧面部、颧弓、颧突等部位的填充，以达到美容的效果；

（3）皮肤色泽美化：泪沟局部皮肤干燥多褶色沉、黄褐斑、真皮斑、色素沉着等色泽性改变，采用脂肪提取液及乳糜脂肪移植术可有效改善局部皮肤色泽；

（4）瘢痕及皮肤纤维化的治疗：瘢痕及纤维包块内注射脂肪细胞或者干细胞可有效软化瘢痕，改善皮肤质地。

⓯ 该选择什么样的机构或者医生进行脂肪整形相关手术?

脂肪手术作为整形外科的一种医疗性手术,手术效果及安全性与医院设备条件、医师水平的好坏密切相关。求美者为了获得良好的手术效果,一定要去正规医院找靠谱的医生。面诊时,和医生进行仔细充分的沟通,明确表述自己的想法和要求,在医生的审美和自己要求一致、在充分了解和信任的基础上进行手术,才能达到趋于完美的效果。那么,到底选择什么样的机构或医生呢?

选择大型公立医院或专业的美容医院。因为大医院的设备、相关科室的实力、科室内的氛围、获取新资讯的渠道、参加学术交流的等级等都是小医院无法比拟的。当然,不排除个别医生在小医院、小诊所也有不错的实力,这需要求美者仔细鉴别。

对医生的选择,以下几点可供参考。

(1)医生工作经历:是国家三级甲等医院,还是普通中型、小型医院,还是较小的美容诊所。大型医院常常处理各种疑难杂症、应付意外情况,所以医生的知识储备和经验可能更加丰富。

（2）出国及进修经历：在国际著名医学机构访问学习，或者在国内大型整形外科机构进修学习，这些经历可能使得医生具有更高的眼界和更广阔的视野。

（3）学历：是博士、硕士、本科，还是大专，甚至中专学历。虽然学历和水平不一定完全成正比，但是一般来说学习时间越长，研究越深入，医生的视野和知识面也会越广阔。

（4）职称：是主任医师、副主任医师、主治医师，还是住院医师。一般来说，国家对于职称的评审有严格的要求，主治医师以上的专业医生，不但能够熟练完成常规手术，还必须能够解决疑难杂症。所以，主任医师的经验和医疗技术都相对比较好。

（5）发表的学术论文：在国际上还是在国内，发表了多少专业学术论文或者发明了多少专利，这表明医生的创新和总结能力，说明医生对疾病认识有深度。

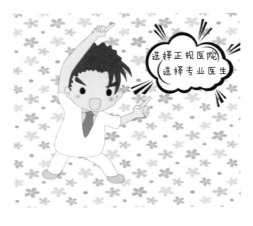

选择正规医院
选择专业医生

（6）患者的口碑：如果有条件，最好通过客观途径或者口碑，而不是广告；了解一下该医生做过患者的口碑或者反馈。如果有朋友在医生那里做过手术，那么她的评价当然更重要。

16 脂肪整形美容手术有哪几种？各有什么作用？

在整形美容领域，针对脂肪的手术无非就是减少体积的抽脂塑身术和增加容量的脂肪移植术。

脂肪组织减少术

（1）脂肪抽吸技术：就是用特殊的负压，配合管子，把腹部或者大腿等处多余的皮肤脂肪抽吸出来，从而达到减肥塑身的效果，这是最常见的一种脂肪减少塑身的手术项目。当然，随着科技的发展，许多高精尖设备可用于辅助抽脂，如激光溶脂、超声溶脂、水动力吸脂等。

（2）皮肤脂肪切除技术：采用外科技术，切除局部凸出的脂肪组织。目前已经少用，基本被脂肪抽吸技术所替代。

（3）腹壁成形技术：对于脂肪堆积较多，同时皮肤松弛特别明显的"裙状"腹部，单独抽脂无法解决皮肤松弛的问题。此时，在比基尼线的位置作切开，并作广泛的腹壁分离，在减少脂肪的同时切除松弛下垂的皮肤，使得腹部平整，腰腹部形态恢复美丽外观。

（4）联合术式：即腹部皮肤脂肪切除和脂肪抽吸同时进行，类似于腹壁整形。在乳房下面、上腹部等部位先做抽吸，然后下半部分做切除和分离。

上述4种方式的最终目标都是：减肥及局部或整体的体型塑形。

脂肪移植手术　最先的目的是改善颜面局部皱纹及小凹陷的填充。目前已经发展为进行全面部年轻化治疗、面部局部塑形、胸部和臀部塑形、私密整形等多个方面应用。由于移植的脂肪细胞是活体细胞，同时多多少少都含有部分"干细胞"，移植后不但有效增加皮下脂肪的容量，同时会改善皮肤质地，增加弹性和柔韧性，取得惊人的美容效果，是面部年轻化治疗不可或缺的手段。

🔟 脂肪外科手术有没有年龄的限制？

随着脂肪外科技术的不断完善，严重并发症的发生率逐渐降低，临床效果愈加完美，适应证不断扩大，受术人群日渐增多。按就诊和手术的年龄来分析，从10岁孩子的畸形矫正，到八九十岁老年人的凹陷填充，都可以安全进行手术，年龄已不是脂肪外科的绝对禁忌。但是，在临床工作中有些问题仍需加以注意：18岁以下的未成年人最好有家长陪同；高龄人群多有心、肺、肝等脏器功能减退，对手术耐受性差，尤其是70岁以上高龄患者，发生严重并发症的概率较高，需要慎重选择。虽然各主要脏器的功能无严重减退，术前应充分评估，做好术前病史询问及术中、术后的严密观察。

对于年轻人来说，脂肪抽吸或者移植手术固然比较安全，仍然不能大意，要到正规医疗机构，在有资质的专业医生指导下选择合适的方法。不要贪多、嫌费事而要求"一次性"做完手术，应按着"有步骤、有原则"地科学实施手术。对于脂肪移植者来说，应清楚脂肪会有一定的吸收率，有必要采用少量多次的方法进行手术。

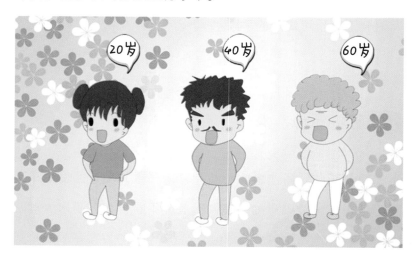

18 脂肪外科手术的风险大不大?

客观地讲，任何手术都会有风险。随着技术进步、仪器创新、理念更替、经验增多，手术医生会将风险控制在最低程度。可谓："难者不会，会者不难"。对于求美者来说，重视手术安全、获得最高成功率的关键点就是要"找正规的医疗机构，选择有资质的专业医生"。

回顾历史，以往脂肪外科确实是一项并发症发生率很高的技术，且少数并发症是严重的，甚至会致死。但随着现代技术和仪器设备的不断发展提高，已经形成了一整套脂肪外科技术体系，严重并发症的发生率明显降低。为此，医患必须共同遵循的一些基本原则主要包括以下内容。

（1）术前进行全面的身体检查及询问病史，对全身重要脏器的功能进行全面评估，如心血管功能等。术前查清体内潜在性疾病，尤其是对50岁以上的老年人，应特别注意有无高血压、高血脂、高血糖等。腹部减肥需特别注意其呼吸功能，尤其是对胸式呼吸所占比例的估计，以防止术后腹式呼吸受限、胸式呼吸不能完全代偿，从而引起通气不足，导致成人呼吸窘迫综合征；对腹、腰、臀部肥胖的患者要注意冠状动

25

脉粥样硬化性心脏病等潜在疾病的可能。

（2）对中、重度肥胖的求美者，需注意鉴别是否为病态性肥胖，是否为内分泌肿瘤等疾病所导致的肥胖。对病态性肥胖的求美者，需要特别加以说明，首要的是治疗原发疾病。

（3）吸烟对整形外科手术是禁忌的。因此，有吸烟嗜好的患者至少术前需忌烟1周，术后继续忌烟至少2周。

（4）对长期服用抗凝药、血管扩张药及激素类药物的患者，术前1~2周也要停用，如阿司匹林、维生素E、双嘧达莫等。主要是为了防止术中、术后大出血。

（5）一次性大量抽吸脂肪有可能会出现脂肪栓塞、水电解质平衡紊乱等疾病，甚至会危及生命，应尽量避免所谓的"全身环吸"抽脂。

（6）脂肪抽吸后建议尽早下床走动，避免长时间卧床导致的深静脉血栓。

（7）脂肪抽吸不要求抽得过薄，否则容易产生皮肤坏死，甚至需要植皮。

（8）面部和胸部脂肪移植每次不能过量，尽量采用"少量多次"的原则。尤其是面部脂肪填充不能过量，否则会失去自然美感，而且难以处理。

⑲ 脂肪外科手术一般都采用什么麻醉方式?

抽脂塑身、脂肪移植等脂肪外科手术，一般选择的麻醉方式是局部麻醉（包括局部浸润麻醉和神经阻滞麻醉）或者全身麻醉。

对抽脂塑身手术来说，如果求美者身体健康、心态良好，既往曾做过此类手术并能够很好耐受、抽吸量在 2 000 毫升以下者，可以考虑采用局部麻醉，即局部肿胀麻醉。通过在脂肪细胞间隙内大量灌注低浓度复合麻醉药物，一段时间后即可达到良好的麻醉效果。由于麻醉药物的总量较大，仍然建议做好术中、术后密切观察。在注射麻醉药物的时候，仍然会有一定程度的胀痛。

在抽吸部位过多，或者计划抽吸的总量较大时，可选择神经阻滞麻醉，包括硬膜外麻醉、腰部麻醉或臂丛麻醉及其他周围皮神经阻滞麻醉，可达到良好的止痛效果。但是，仅用这种单一的麻醉方式达不到局部注射低浓度麻醉药物，即肿胀麻醉的效果。因此，在采取神经阻滞麻醉时仍需局部注射肿胀液。此时，肿胀液的药物浓度应降低，甚至可以不用局部麻醉药物，而仅用液体起到膨胀作用。

对那些术前恐惧、抽吸部位多且抽吸量巨大的抽脂减肥塑形患者，可采用全身麻醉。此时，在麻醉药物的作用下，求美者处于类似"睡眠"状态，对疼痛全无反应；同时在抽吸局部也要采用低浓度麻药的肿胀麻醉技术，以保证抽吸的效率和安全。此时的全身麻醉需要专业的麻醉医师来操作和全程监护；而且，手术前也要禁食、禁水，并做全面的检查，以确保麻醉顺利进行。

对于脂肪移植来说，一般面部脂肪移植可以考虑采用局部麻醉；而胸部的脂肪移植由于抽脂量多、时间长、乳房内注射的部位比较深且层次不同，往往采用全身麻醉。当然，对有些比较坚强、能够忍受一定程度疼痛的患者来说，局部麻醉亦是不错的选择，毕竟可以避免全身麻醉风险，术后反应轻，而且价格相对低廉。

02

第二章

抽脂塑形相关问题

- 抽脂手术的原理是什么？
- 抽脂手术等于减肥吗？
- 局部麻醉做抽脂手术可以吗？必须全身麻醉吗？
- 抽脂后皮肤会变得松弛吗？
- 一次手术可以抽出的脂肪量是多少？
- 抽脂术后多久可以恢复？
- 抽脂术后皮肤会不会变得凹凸不平？
- 身体的各个部位都可以做抽脂手术吗？
- 抽脂术后会反弹吗？

- 抽脂手术与打溶脂针有什么不同？
- 抽脂手术与Bodytite射频溶脂的区别是什么？
- 腹部的皮肤很松可以做抽脂手术吗？
- 面部、下颌部位的脂肪堆积可以通过抽脂改善吗？
- "蝴蝶袖"可以通过抽脂手术祛除吗？
- 小腿部位的肥胖可以进行抽脂手术吗？
- 抽脂手术可以改善产后腰腹部脂肪堆积吗？
- 抽脂手术可以塑造马甲线及臀沟吗？

20 抽脂手术的原理是什么？

脂肪抽吸术是指通过皮肤切口伸入皮下脂肪层，利用不同的手段破碎脂肪，通过负压吸引将多余的脂肪颗粒抽吸出体外，达到减少脂肪细胞数量的方法。

脂肪抽吸的常见部位为脂肪宜堆积的部位，如上腹部、下腹部、侧腰部、臀上部、臀下部、大腿、小腿、面颊部、颌下部、上臂等。

常用的吸脂术方式主要有以下3种。

负压吸脂 利用负压真空吸引器（0.5~1.0个大气压），与一种金属的、末端带有吸孔的吸引管相连，通过皮肤的小切口进入皮下组织，将局部堆积的脂肪组织吸出，以改善肥胖体型。负压吸脂结合肿胀麻醉方式，其手术效果好、操作简单、价格便宜，所以应用最为广泛。

共振吸脂 共振仪器能在皮下脂肪内产生机械波，与脂肪组织发生共振，在溶解脂肪的同时，把溶解的脂肪细胞吸出体外。共振吸脂具有时间短、吸出量大、出血少等优点，特别适合于腰腹、臀、四肢、背等局部脂肪堆积部位的减肥与塑身。

能量辅助吸脂 这是利用超声、激光或射频等能量将脂肪细胞破坏，然后将破裂的细胞吸出体外，达到减肥的效果。有些能量辅助吸脂设备可以选择性破坏脂肪细胞，而对网状结构、血管、神经、淋巴管等可以完整地保留，不易造成血管、神经损伤。

21 抽脂手术等于减肥吗？

抽脂并不是减肥，这是一定要明白的观念！

减肥的目的是"改善全身肥胖，身体各项指标健康"，而抽脂只是起到"体型重塑、形体美好"的作用。两者有着本质的区别。

因为抽脂手术主要集中在皮下脂肪，并没有全身性处理脂肪，即使是巨量抽脂，一次也只能抽几千毫升（约等于几千克）而已，并不是对全身所有脂肪的处理，因此体重的变化并不大。同时，也不是多抽几次就会越来越瘦，抽几次以后脂肪细胞越来越少，就不能再抽吸了。抽脂后局部塑形的效果也可能有反复。例如，1 000 个脂肪细胞，抽脂抽掉 500 个，只剩一半的体积。但如果吃多又变胖了，500 个脂肪细胞仍然会扩大到 1 000 个脂肪细胞的体积。

其次，抽脂不能消除因肥胖引起的各种疾病。有研究认为，抽脂只是相对地减少脂肪的堆积，减轻身体的负担。但对于因肥胖引起的心血管疾病以及糖尿病风险，没有明确的改善作用。抽脂抽掉的只是皮下的部分脂肪，而这部分脂肪对身体健康的影响恰恰是最小的。影响身体健康的脂肪，主要堆积在身体内部不容易抽吸到的部位。因此，抽脂术主要是通过手术消除身体某些部位的多余脂肪，是对体型的一种雕塑，达到改善身材的目的，与减肥是完全不同的。

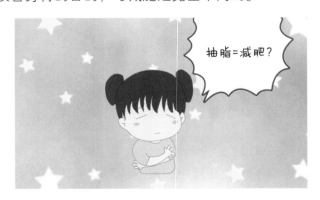

22 局部麻醉做抽脂手术可以吗？必须全身麻醉吗？

脂肪抽吸术麻醉方式的选择与下列因素有关：脂肪抽吸的数量；抽脂部位的面积大小；患者的健康状况及要求；患者的经济状况。抽脂术的麻醉方式主要有局部麻醉（肿胀麻醉技术）和全身麻醉。目前尚无确凿证据表明，在脂肪抽吸中何种麻醉方式的安全性及有效性明显优于其他方式。在决定采用何种麻醉方式之前，医生必须综合考虑患者健康状况、焦虑水平以及与麻醉并发症相关的特殊因素。

（1）局部麻醉（肿胀麻醉技术）：即将大量含有肾上腺素和利多卡因的生理盐水溶液注射至皮下组织，使之肿胀。注射量与预计抽吸脂肪量之比为2:1~3:1。肿胀麻醉技术具有安全有效、手术中失血少、不需输血和输液、组织损伤轻、手术后恢复快等优点，为世界范围内众多整形外科医生所采纳和改良，促进了脂肪抽吸术的发展。

（2）较大面积脂肪抽吸，还是建议采用全身麻醉比较合适：这是由于手术时间较长，不适感比较明显，采用全身麻醉可以免去受术者对手术的恐惧感和不适感，使手术更加人性化，提高手术质量。抽脂手术中的麻醉工作很重要，一般只要选

33

择正规医院的麻醉师来做抽脂手术的麻醉，不会对身体造成不良影响。如今全身麻醉逐渐趋向于使用作用短暂、效果可靠、不良反应轻的麻醉药物，手术结束后这些药物会被机体快速清除，不会对身体造成不良影响。

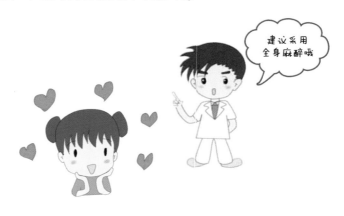

建议采用全身麻醉哦

23 抽脂后皮肤会变得松弛吗？

　　抽脂手术对抽吸的量和抽吸技术都是有很高要求的，整形科医生会对治疗区域分层均匀地进行抽吸脂肪。当吸脂量较小、患者比较年轻、皮肤紧致度良好时，由于皮肤有一定的回缩能力，经过术后常规穿着塑身衣3个月，皮肤不会出现松弛的情况。当抽脂量较大或者抽脂术前伴有皮肤松弛时，那么常规抽脂后皮肤回缩能力有限，就会有不同程度的松弛。但目前各种能量辅助吸脂设备的出现，也可以在抽掉脂肪的同时将治疗区域的皮肤进行收紧，改善抽脂区域的外形。当伴有重度皮肤松弛时，尤其是腹部，整个腹部皮肤呈现类似围裙样的下垂外观时，就需要在抽脂的同时将松弛的皮肤去除，即施行"腹壁整形手术"，该手术可以解决腹部各种程度的皮肤松弛。但小小的缺点是会遗留一条细长的瘢痕，好在这条细的瘢痕可以很好地隐蔽在"比基尼线"内。

有人也会担心手术区域不平整的问题。确实，在手术过程中，抽脂管对皮下组织会有损伤，呈现深浅不一的多个隧道。但是，皮肤具有自身修复的能力，皮下组织通过修复，可以使破坏的胶原纤维和弹性纤维再生，起到紧致收缩皮肤的作用。有经验的医生会控制好隧道的排列方式和粗细，从而变不利为有利，既能抽取大量脂肪，又能利用隧道挛缩的作用起到紧致皮肤的作用。

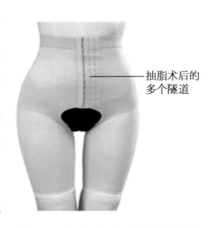

抽脂术后的多个隧道

24 一次手术可以抽出的脂肪量是多少？

一次手术抽出的脂肪量并没有准确的定义。美国整形协会对特大容量脂肪抽吸的定义为：一次抽吸脂肪上悬物的数量大于5 000毫升（即抽吸总量为6 000~7 000毫升）。近年来,随着麻醉技术和脂肪抽吸技术的不断发展,肿胀麻醉技术、小直径抽吸管以及各种能量辅助脂肪抽吸技术被相继应用于临床, 脂肪抽吸术对人体组织的损伤进一步减少, 安全的大容量抽吸脂肪成为可能。一次脂肪抽吸量由数千毫升逐渐增至10多升,最多可一次抽吸20多升,用于治疗重度、极度肥胖。由于出血量的减少, 大容量脂肪抽吸需要输血的患者也大幅度减少。

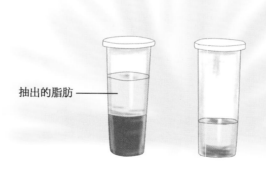

抽出的脂肪 ——

但是不可忽视的是, 大容量脂肪抽吸潜在危险性较高, 严重并发症乃至死亡的发生时有报道。因此, 大容量脂肪抽吸必须正确地选择医生, 在医疗设备较为完善的正规三甲医院或者专业机构, 由操作技术水平较高的整形外科医师才能实施。对于全身多处脂肪堆积量较大的患者，我们建议分次进行吸脂手术，在保证安全的前提下改善体型。

25 抽脂术后多久可以恢复？

自从抽脂手术风靡全球之后，越来越多的人希望通过它来达到快速减脂塑形的目的。对于术后恢复的时间问题，很多求美者也特别关注。因为只有了解这个问题，才方便安排自己的工作和生活。抽脂手术的术后恢复时间受脂肪抽吸的部位、脂肪抽吸的多少以及个体差异的影响，其恢复周期大概可分为以下几个时间段。

严重肿胀期 这个时期一般在术后的前3天。炎性渗出、存在肿胀液以及抽脂区域可能的渗血渗液情况，是这个阶段肿胀的主要原因。这期间，抽脂的针眼处可能会有一些渗出液，抽脂的部位会有一些牵拉疼痛感，皮肤会有淤青等表现。因此，医生一般会给患者穿上塑身衣，要求患者卧床休息1~2天。对于下肢抽脂者，卧床休息更为必要。

快速消肿期 这个时期一般在第4~7天。在经历严重肿胀期以后会进入快速消肿阶段。此阶段，抽脂区域的疼痛感会逐渐消失，皮肤淤青情况会逐渐改善。抽脂口的缝线可在

7~10天拆除。拆除之前伤口不要碰水，以免感染。在此期间依然要全天穿塑身衣；在避免大量体力劳动的情况下，已经可以恢复日常的工作和生活。

持续消肿期 这个时期一般在第8~30天。快速消肿期过后会进入持续消肿期。此期间，抽脂地方的皮肤淤青和疼痛感都会逐渐消失。抽脂区域的皮下组织损伤开始修复，以及皮肤末梢感觉神经的损伤尚未完全重建，可能会导致抽脂区域的皮肤有一些僵硬与麻木的感觉。

稳定期 这个时期一般在术后1个月到半年。持续消肿期过后，抽脂区域就进入了稳定期。此期间，皮肤的麻木感和僵硬感会逐渐消失，皮肤的柔韧性逐渐恢复。抽脂术后所能达到的减脂塑形效果也会在此时定型。当然，在此期间，为了达到更好的塑形目的，可以继续穿塑身衣，并逐渐减少穿塑身衣的时间，比如白天或者晚上穿半天的时间。

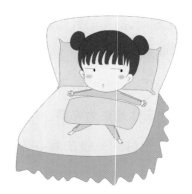

26 抽脂术后皮肤会不会变得凹凸不平？

相信没有哪一位爱美人士会付出皮肤凹凸不平的代价来消灭堆积的脂肪。一般来说，在专业有资质的医院里，通过专业的医师团队与护理团队进行的抽脂手术，术后较少会出现严重的皮肤凹凸不平的现象。从整个操作过程来考虑，抽脂术后皮肤会不会变得凹凸不平，取决于以下两个因素。

（1）医生的技术因素：抽脂塑身，医生的技术因素是相当重要的。正规医院的专业医生可以很好地把控抽脂的部位、层次、数量，以及如何与非抽脂区域做一个自然的过度。而非专业医师在选择抽脂管尺寸、抽吸手法、抽吸深浅等问题上常常掌控不足，就很容易出现术后皮肤的凹凸不平。而这种由于抽脂导致皮下脂肪组织的分布不均匀，继而出现的皮肤凹凸不平，在术后是很难通过皮肤本身的弹性以及外穿塑身衣来纠正的。因此，选对医生很重要。

（2）受术者术后自我护理因素：患者术后自我护理欠缺，也是皮肤可能出现凹凸不平的一个重要因素。这种情况在部分不严格执行医嘱的患者中尤为突出。为什么这么说呢？因为通过抽脂手术，将皮肤与肌肉间的脂肪抽走之后，中间部分就形成了空隙。这时，医生会要求受术者术后外穿塑身衣，

39

这不仅可以使皮肤与皮下组织快速地粘连闭合，还可以借助塑身衣本身的外力收紧压实皮肤，继而减少皮肤出现凹凸不平的状况。除此之外，穿紧身衣可以起到压迫的作用，对术后止血、消除术后部位红肿非常有益。如果术后未严格按照医生要求合理穿戴紧身衣，压迫不平整、穿戴时间过少、护理不当等都会导致皮肤凹凸不平。因此，手术后的自我护理一定要重视起来。当然，也不能排除一些求美者，在接受吸脂手术前，本身就存在皮肤松弛并且皮肤弹性较差的情况，这也是术后出现皮肤凹凸不平的因素之一。

有经验的医生不仅可以最大程度地减少抽脂术后出现皮肤凹凸不平的概率，也具有修复由于一些不可预知因素而导致抽脂术后出现皮肤凹凸不平的能力。

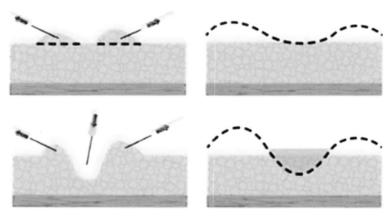

抽脂术后皮肤凹凸不平及修复过程

抽脂手术，切莫粗心，一定要去正规医院，找专业医生。

27 身体的各个部位都可以做抽脂手术吗？

虽然抽脂手术可以起到快速塑造形体的作用，但是由于个体差异，导致身体皮下脂肪堆积位置的不平均性，有些部位是不能进行脂肪抽吸的，如一些有重要血管与神经分布的区域，抽脂手术就要慎重考虑。目前临床上比较常见的抽脂手术部位如下。

（1）**面部吸脂**：面颊部、下颌、颏部是面部脂肪容易堆积的地方，而这些部位的脂肪堆积会使面部失去线条美与轮廓美。大家经常提及的双下巴、婴儿肥等都是面部脂肪堆积的结果。这些部位都可以通过面部吸脂去除局部多余的脂肪，达到瞬间变美的效果。

（2）**手臂吸脂**：手臂尤其是上臂，是脂肪过度堆积的常见部位，如常常提到的"蝴蝶袖"，就是上臂脂肪堆积的一种表现。而且，在此部位的脂肪堆积很难通过运动、按摩或吃减肥药等方式去除。所以，上臂部位的脂肪堆积是抽脂手术的适应证。

（3）背部吸脂：对于一些整体肥胖的人群，背部的脂肪堆积也是一个不容忽略的地方。而且，该部位的脂肪堆积很难通过运动的方式减脂。因此，对于背部脂肪堆积的肥胖者，背部吸脂手术也是非常适合的。

（4）腰腹吸脂：很多腰腹部脂肪堆积的人，希望通过腰腹部吸脂手术塑造完美的腰围。腰腹部是常见的脂肪堆积部位，通过腰腹部脂肪抽吸术，可以使局部的脂肪层变薄，实现腰部与臀部的自然过度，可以使腰围变细，形体更美。

（5）臀部吸脂：这里所说的臀部抽脂，主要是针对一些久坐或者臀部肥大的女性。臀部肥大变形，不仅会让体型的美观程度大打折扣，有时还会影响健康。臀部吸脂手术不仅可以塑造臀型，还可以塑造臀沟，可谓一举两得。因此，很多爱美者选择臀部吸脂，在去除多余脂肪的同时，对臀部整体进行塑形，打造完美的臀部。当然，该部位的抽脂操作也是相对安全的。

（6）腿部吸脂：腿部特别是大腿是脂肪堆积的常见部位。大腿部的脂肪堆积会导致整个身体的比例不协调，缺乏美感。很多人在通过运动的方式来瘦腿的想法难以实现后，往往会选择通过腿部吸脂的方式来塑造纤细美腿。针对大腿部位的脂肪堆积，完全可以通过抽脂手术改善大腿的形态。

　　以上是进行抽脂手术改善脂肪堆积的常见部位。但是，身体有一些部位是不能轻易进行抽脂的，如小腿的前内侧部位、前臂、关节、腹股沟等。这些部位的组织分布以肌肉为主，脂肪的含量少，即使做了抽脂手术，效果也不明显，而且很容易损伤重要的神经、肌肉、血管。

　　因此，抽脂手术一定要去正规医院，由具有丰富临床经验的医生操作，以避免抽脂术后出现皮肤坏死、不平整等不良后果。

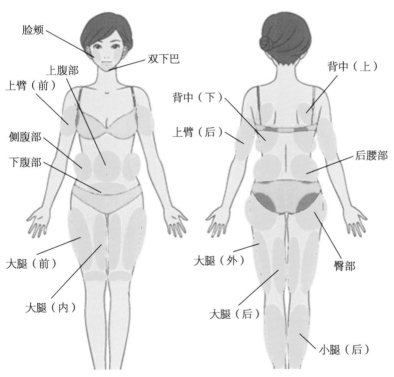

脸颊
双下巴
上腹部
上臂（前）
侧腹部
下腹部
大腿（前）
大腿（内）

背中（上）
背中（下）
上臂（后）
后腰部
大腿（外）
臀部
大腿（后）
小腿（后）

抽脂手术部位

28 抽脂术后会反弹吗？

准备抽脂的患者，术前问医生最多的问题一定会包括抽脂术后会不会反弹。其实这个问题很好理解。我们前面讲过，在青春期结束以后，身体的脂肪细胞数量就基本固定了，肥胖的原因主要是脂肪的消耗量过少，如缺少运动、暴饮暴食都会使身体将大量无法代谢掉的能量储存在脂肪组织中，最终的结果就是脂肪细胞体积变大。反应在宏观上，那就是人变胖了。抽脂手术就是在数量上减少脂肪细胞，从理论上讲，抽脂术后是不会引起反弹的。

但是，有的人一定会举出实例来驳斥这个观点，如某某就是做了吸脂手术，没过多久就又胖回去了。这是怎么回事呢？在上文中我们已经说过了，成年人脂肪细胞的数量是相对恒定的，但是脂肪细胞的体积是会发生变化的。肥胖人群平时的饮食摄入量要多于偏瘦的人群。如果在抽脂术后，继续按照以前的饮食习惯而不加以控制的话，机体就会把多余的能量储存在剩余的脂肪细胞上，进而增加脂肪细胞的体积，结果就出现了所谓的反弹。

所以说，通过抽脂术获得的曼妙身姿，来之不易，术后的生活与饮食习惯一定要好好控制，才会永久保持美丽的体型。

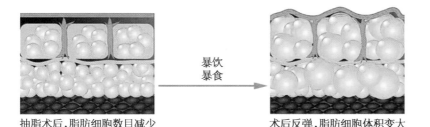

抽脂术后,脂肪细胞数目减少　　　　　术后反弹,脂肪细胞体积变大

暴饮暴食

29 抽脂手术与打溶脂针有什么不同？

近年来，越来越多的人对微整形表现出极大的兴趣。如打一针肉毒素，可以除掉暴露年龄的皱纹；来一支玻尿酸，可以塑造美丽的脸型。很多人都希望可以通过无创注射的方式，来溶掉身体多余的脂肪。因此，"溶脂针"进入了人们的视野。

溶脂针的溶脂原理，主要是其含有能够加速脂肪分解与代谢的成分，如磷脂酰胆碱。起作用的主要途径是通过改变脂肪代谢，加速脂肪分解。针对小的局部范围的脂肪堆积确实可以起到很好的作用。但是，这种方法起效的周期比较长，除了需要多次多点注射外，技术不佳或者适应证选择不好，比较容易出现皮肤凹凸不平。此外，如果被溶解的脂肪无法被机体及时清除，还可能会出现脂肪液化及感染的风险，所以不能在局部大量应用。到目前为止，虽然在欧美国家已经广为使用，国内民营医院和诊所等医疗机构都在开展此类项目，并且取得了比较好的效果。但是，我国食品药品监督管理局目前还没有批准它的正式应用。我们也希望经过大量的实验和初步临床实践验证它的有效性和安全性，尽早广泛地用到临床上来，造福于广大求美者。

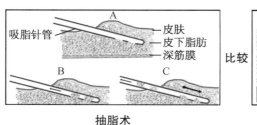

抽脂术

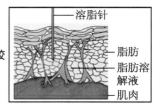

溶脂针

30 抽脂手术与Bodytite射频溶脂的区别是什么？

抽脂手术和Bodytite射频溶脂技术都可以减少脂肪细胞的数量，起到塑造形体的作用。一般来说，单纯的抽脂手术能起到减脂的作用，但抽脂术中不可避免有少量出血，以及术后由于脂肪层变薄而导致的皮肤松弛等情况，都无法很好地解决。当然，依靠抽脂术后规范使用塑身衣，以及皮肤本身的弹性和回缩力，可以恢复皮肤的紧致，但仍然需要花费一段时间。而Bodytite射频溶脂技术，可以很好地弥补抽脂术的不足。

单纯抽脂是通过机械原理减少脂肪细胞的数量。与此不同的是，Bodytite射频溶脂技术是利用射频的能量，通过内外两层加热皮下组织，进行持续和大量的三维组织收缩，以达到在减少脂肪的同时进行血管凝固，减少出血。在祛除多余脂肪的同时，还可以使软组织收缩，刺激皮肤纤维组织及胶原蛋白的产生，进而达到减少皮肤凹凸不平、紧致皮肤的目的，是目前极为先进的一种减脂塑身技术。我们的经验是两者结合使用会取长补短，最大限度发挥各自的优势，既能够大量抽取脂肪塑形，又能够快速使皮肤收缩平整，减少渗液。我们有一个实际案例，患者的双大腿严重肥胖，两条大腿抽取约6 000毫升脂肪。如果不采用Bodytite射频溶脂技术，可能术后会有长时间大量渗液，皮肤有坏死的风险。而两者结合起来后，术后不但渗液明显较少，快速吸收，而且皮肤平整光滑，取得了"令人惊奇"的效果。

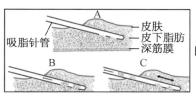

抽脂术

比较

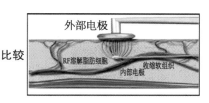

射频溶脂

㉛ 腹部的皮肤很松可以做抽脂手术吗？

腹部皮肤松弛，常见于短时间内大容量减脂或者产后的患者，往往是脂肪堆积的同时伴有不同程度的皮肤松弛。松垮垮的肚皮不仅影响腹部外形的美观，甚至严重影响患者的心理及情绪。

想要恢复到原来苗条的外形，对于轻度松弛的患者来说，除了积极锻炼腹肌以外，还可以采用非手术治疗，如腹部射频等，在改善皮肤质地的同时，可以使皮肤收紧。如患者腹部脂肪堆积，但腹壁松弛不明显、皮肤弹性良好，只行单纯腹壁脂肪抽吸术可以取得较好的效果。对于一些腹部皮肤松弛明显，但尚未达到需要腹壁整形的患者，可以采用抽脂术联合 Bodytite 射频紧肤，在抽掉脂肪的同时收紧抽脂区域的皮肤，同样可以取得较好的疗效。当然，对于腹部具有较多的脂肪堆积，并伴有明显的腹壁皮肤或肌肉筋膜组织松弛，甚而形成了松弛下垂的"围裙样"外观的患者，就需要进行腹壁整形术来解决了。

腹壁整形术，是指采用整形外科手术的方法，切除腹部松垂的皮肤和脂肪并收紧腹壁的肌肉与筋膜。其手术过程是：

切除包括松弛皮肤在内的皮下组织及过多的脂肪组织，拉拢分离的腹直肌，紧缩松弛的腹壁筋膜。必要时进行脐孔移位和重建。腹壁整形术可以显著地改善腹壁松弛膨突的形状。但美中不足的是，会在下腹部遗留一道手术瘢痕。不过，对于严重腹壁松弛的患者来说，这仍然是改善腹壁外形非常好的方法。

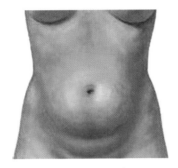
腹壁整形术前

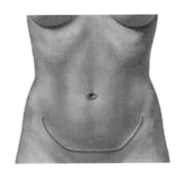
腹壁整形术后

32 面部、下颌部位的脂肪堆积可以通过抽脂改善吗？

临床工作中常常会碰到想瘦脸的求美者。一般引起"大脸"外观的原因有3种：一种是由于下颌角的宽大（骨型肥大），其二是咬肌的肥厚（肌肉型肥大），第三是面部脂肪堆积（脂肪型肥大）。面颊及下颌部堆积的脂肪，往往给人一种婴儿肥

49

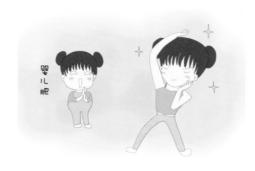

的外观，影响面部整体外形。解决这一问题的有效方法就是脂肪抽吸术。医生会根据脂肪堆积的范围，选择性将脂肪抽出，有效改善下面部及下颌部的外形。如求美者面部脂肪堆积同时伴有皮肤松弛，可以行面部抽脂术联合Facetite射频溶脂紧肤，在抽掉脂肪的同时，有效地将松弛的皮肤收紧，以达到V形脸的效果。

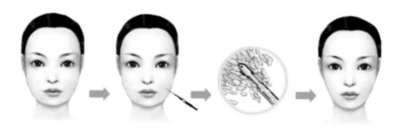

大脸通过抽脂术变为瘦脸

33 "蝴蝶袖"可以通过抽脂手术祛除吗？

"蝴蝶袖"，这么美的名字，原指一种法式浪漫柔美的服装设计风格，两袖宽松自然垂降，举手投足间双袖随风飘逸，如蝴蝶般优雅振翅的模样。在整形外科，一般用来形容上臂后方松垮下垂的赘肉，其特点是双侧上臂在脂肪堆积明显的同时伴有皮肤松弛。

那么，怎么解决"蝴蝶袖"的问题呢？首先，要看上臂的松弛程度。如果皮肤松弛严重，那么只有将松弛的皮肤切除，就是整形外科的上臂整形手术。它的优点是术后立竿见影，缺点也很显著，就是会遗留一条长瘢痕。对于松弛不算很严重、脂肪堆积明显的患者，医生一般采用上臂抽脂手术。如果抽脂量过多，不可避免会出现抽脂区域皮肤的不同程度松弛，导致继发性"蝴蝶袖"。随着新的科技仪器的不断发展，各种能量辅助抽脂装置层出不穷，在一定程度上解决了皮肤松弛问题。医生可以在抽掉脂肪的同时，将抽脂区域的皮肤收紧。这样，可以部分解决苦恼的"蝴蝶袖"问题，并且也给不愿接受手术切除的患者多了一个选择！

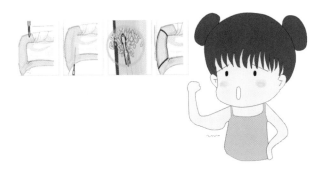

34 小腿部位的肥胖可以进行抽脂手术吗？

小腿肥胖严重影响外形，尤其是夏天穿裙子时小腿裸露在外，粗壮的小腿常常让爱美的女孩子自卑不已。那么，如何"瘦"小腿呢？首先，我们要弄清楚引起小腿粗壮的原因，主要有以下两个。

（1）**肌肉发达**：小腿后肌群分为深浅两层，引起粗壮的原因常常是浅层肌肉，包括小腿腓肠肌和比目鱼肌。临床上检查时，让求美者垫脚尖，可以触及较肥厚的肌肉，皮下脂肪往往比较薄。这种情况不适合抽脂术。可以选择注射肉毒素，达到瘦小腿肌肉的目的。

（2）**脂肪肥厚**：有些求美者小腿后肌群不是很发达，但是脂肪较厚，绷起小腿时还可以捏起厚厚的脂肪，这种情况可以选择脂肪抽吸术。

所以，医生应根据每个人的不同情况选择适合的方法，这样才能达到瘦小腿的目的。

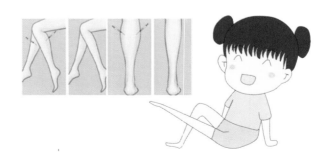

35 抽脂手术可以改善产后腰腹部脂肪堆积吗？

产后女性身材走样是很常见的事。由于怀孕期间，年轻妈妈摄入过多的营养，导致生完宝宝后，腹部堆积大量脂肪，同时伴有腹部皮肤不同程度的松弛。孕前和产后身材的巨大反差，并且产后松垂的小肚腩经过健身运动也不太容易消掉，这些都让女性自信心全无。对于这些产后妈妈，腹部抽脂可以有效改善腰腹部的外形。医生会根据脂肪堆积的部位和脂肪量精准抽吸，同时还能通过仪器将松弛的皮肤收紧，帮助产后妈妈重建信心。虽然，腹部脂肪抽吸术已是整形外科的规范化手术，但它仍然是一项人为的创伤性手术。所以，产后女性的身体健康状态及吸脂手术中的抽吸量，这些都决定着手术的安全性。因此，一定要选择正规的医院及医疗机构，这样更能保证吸脂减肥的效果和安全性。

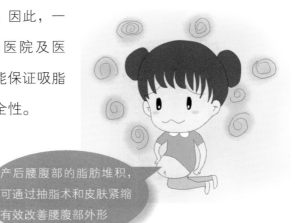

产后腰腹部的脂肪堆积，可通过抽脂术和皮肤紧缩有效改善腰腹部外形

36 抽脂手术可以塑造马甲线及臀沟吗?

　　抽脂手术日渐成熟,是整形外科最常见的几项手术之一。抽脂不仅可以祛除过多的脂肪,而且可以帮助求美者塑造完美曲线。尤其是近年来各种能量辅助吸脂设备的出现,使抽脂术更加趋于精细化。比如在腹部可以将脂肪精准抽掉,使皮下脂肪变少,露出腹部肌肉的线条,形成类似马甲的外观,塑造马甲线;有些求美者希望改善臀部下垂及外形,也可将臀下脂肪进行精准吸吸,或联合臀部脂肪移植,塑造完美的臀部外形及臀沟。但是需要强调的是,任何手术必须在比较好的基础上才能达到预期效果。如果局部条件不佳,即便是成功的手术也不一定能够达到患者想象的样子。例如很粗的广泛性肥胖患者,无论如何也无法做出精细结构的马甲线。

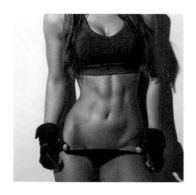
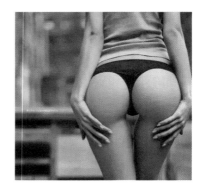

03

第三章

面部脂肪移植相关问题

37 脂肪作为填充材料有哪些优势？

自体脂肪被称之为"软黄金"，是女性"长错地方"的宝藏。自体脂肪移植通过"吸掉多余、填充缺少"的方式，已经使千千万万的求美者获益。那么，它的优势有哪些呢？

(1) 最大的优势在于其同源性。它是自身的"活组织"，在生物学特性上远远优于其他任何假体材料，对人体不会产生免疫反应及排异反应；求美者认同度高，不会产生心理负担。

(2) 移植的脂肪取自于皮下脂肪组织，来源丰富，可以做到现取现用，获取脂肪的方式相对容易。

(3) 脂肪填充效果真实自然，触感逼真，移植成活脂肪可永久地存在于填充部位。手术创伤小，恢复较快，不影响正常生活。

(4) 脂肪中还含有一定数量的脂肪干细胞，脂肪移植不仅能够起到填充凹陷、增大组织量的作用，还能够分泌细胞因子，改善肤质，起到面部年轻化的作用。

③⑧ 什么样的人需要面部脂肪移植？

面部脂肪移植可以改善面部凹陷。例如，面部衰老导致的上眼睑凹陷、面颊凹陷、泪槽凹陷、鼻唇沟加深等，对额纹、鱼尾纹也有一定的改善作用。

脂肪填充也可以解决或改善先天性容貌体积缺陷的问题。例如，先天性额颞部凹陷、下巴退缩、单侧或双侧颜面发育不全导致的颜面萎缩，以及手术或外伤导致的凹陷，通过脂肪移植都能够获得较好的疗效。

面部脂肪移植还可以隆鼻、隆下巴，但效果不能代替假体植入。当缺陷不严重、鼻端形态尚好，鼻梁加高在2毫米、下巴增加量在5毫米以内者，脂肪移植具有优越性。

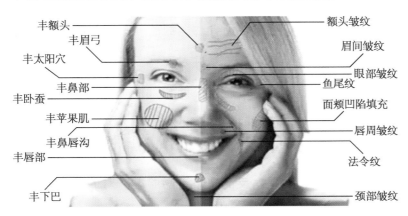

丰额头	额头皱纹
丰眉弓	眉间皱纹
丰太阳穴	眼部皱纹
丰鼻部	鱼尾纹
丰卧蚕	面颊凹陷填充
丰苹果肌	唇周皱纹
丰鼻唇沟	法令纹
丰唇部	颈部皱纹
丰下巴	

57

脂肪填充可以对全面部进行一定范围内的三维重塑，通过多次合理的注射，平衡颜面部凹凸相对关系，调整颜面比例，使得脸型趋于完美。

39 什么是"网红脸"?

"网红脸"指的是具有网络红人，尤指"网络美女"面部特征的脸型。大致可概括为：一字眉、大眼睛、锥子脸。用一个公式来说，就是寿星公脑门＋欧式双眼皮＋高耸鼻梁＋饱满苹果肌＋V形小脸＋精致妆容。由于塑造这样的脸型大多需要在面部填充材料，或通过自体脂肪移植来实现。因此，面部脂肪移植整容成为"网红脸"的最重要手段之一。

但是需要知道的是，所谓"网红脸"只是近些年借助网络传播形成的独特审美标准，并没有得到广大人群或者美容医学届的认可。虽然这些脸型在网络直播等平台上获得部分青年群体的认同，但同时也有很多人对此表示反对态度，认为这属于静态的、夸张的美学参数，在日常生活中形成了过度表达的扭曲美容效果，反而属于丑陋脸型。对此，我们仍需要长期观察，以便确定这种美学标准是否被大众接受并推广。

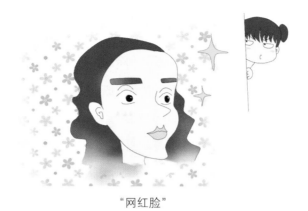

"网红脸"

40 面部脂肪移植所用的脂肪取自哪里？

有很多求美者经常会问及想做脂肪移植，但不知道脂肪来自于哪里。一般来讲，面部脂肪移植所用的脂肪大多取自于腹壁，或者大腿内、外侧的皮下脂肪层，而又以大腿的皮下脂肪为佳（图中1）。原因是在大腿的脂肪组织里，脂蛋白脂肪酶（LDL）活性高于其他部位，有利于脂肪细胞的成活及再生。研究发现，大腿及臀部的LDL活性最高（图中1），其次为下腹部、上腹部（图中2）。在选择脂肪移植的供区时，应该把躯干的下半部作为首选。

当我们进行面部脂肪移植时，一般所需的脂肪量不是特别大，一侧大腿抽取的脂肪量基本能够满足需求。

皮下脂肪的浅层和深层又存在细微区别。例如，浅层脂肪含量少，脂肪颗粒小而均匀；深层脂肪含量多，颗粒大而厚薄不一。在供区的深层做抽脂，既能够获取脂肪，又能够避免抽吸导致的术后皮肤凹凸不平等。

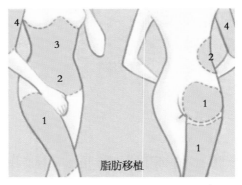

抽取脂肪的部位

④ 面部脂肪移植就像打针一样吗？

面部脂肪移植近期名声大噪，很多求美者认为做面部脂肪移植很简单，跟打针差不多。殊不知这种理解，将脂肪移植过于简单化了。

面部脂肪移植作为一种新兴的整形美容手术，首先它是一台操作精密的"手术"，打针只是其中一个必不可少的操作。

面部脂肪移植手术过程大概来讲分为获取脂肪组织、处理脂肪组织、将脂肪颗粒注射到预先设定的部位3个步骤。面部脂肪移植手术所需的时间较长，一般需要2~3个小时。其中涉及的几个手术步骤都需要"打针"。

求美者最为关心的"打针"，即将处理好的脂肪颗粒，注射到预先设定的部位。这里我们用的针是专用的脂肪注射针，根据不同的填充部位选择不同直径及长短的钝头针。这个步骤和普通的打针存在很大的区别。整形医生需要经过长期的实践才能够掌握这一技能。

> 脂肪移植手术不仅仅是打针，它更像一门微雕艺术，需要长期的用心积累、反复琢磨提高，才能达到出神入化的境界。

42 面部脂肪移植能用别人的脂肪吗？

对部分体型消瘦的求美者来讲，她们觉得自己没有多余的脂肪可以抽吸，所以就产生了这样的疑问，能否使用他人的脂肪进行移植？答案是否定的。

脂肪移植作为一种新兴的手术方式，将自身多余的脂肪抽吸出来，经过处理，将脂肪颗粒移植到需要填充的部位。脂肪仅仅是换了一个部位继续存活，这个过程不存在异体免疫原物质的存在，因此不会发生免疫排异反应。然而，如果是移植别人的脂肪，很可能会遭到机体强烈的免疫排斥反应。这涉及复杂的免疫学知识。简单来讲，机体能够识别异体组织，导致自身免疫系统激活，排斥异物，出现各种排斥反应。虽然从理论上讲，在配型成功并且术后进行免疫抑制治疗的情况下，异体脂肪移植存在一定的可行性，但并无成功的临床案例。而且，需要耗费的代价过于沉重，所以一般不会采用异体脂肪移植。

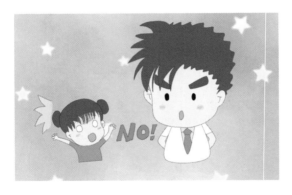

㊸ 面部脂肪移植有什么风险?

面部脂肪移植是大家熟知的美容手术。既然是一项手术，脂肪移植必然遵循基本的操作规范和原则。就像任何医疗操作的获益必然伴随风险一样，脂肪移植也不能除外。注射美容技术对面部年轻化产生了深远的影响，但技术的进步远未至臻至善。脂肪移植就像其他注射美容方式一样，并不是真正的"零风险"。脂肪是脆弱的、抗感染能力差的组织，因此脂肪移植对于手术室的无菌环境及医生的无菌操作要求较高。如不严格，易发生术后感染。

当脂肪移植时，脂肪颗粒或脂滴进入了血管，就可能出现脂肪栓塞，导致一系列的并发症。由此对医生提出了较高的要求。医生要对颜面部血管走行分布和层次有深入直观的认识，要轻柔、分点、缓慢注射，选择合适的注射针等，这些都有助于减少并发症的产生。

此外，脂肪移植一次移植过多，有可能造成脂肪坏死，形成油性囊肿、钙化等。而供区脂肪抽吸过度，可能会造成供区轮廓改变及皮肤凹凸不平。

44 面部脂肪移植有什么后遗症？移植后摸起来会凹凸不平吗？

面部血运丰富，移植所需脂肪量较少，故脂肪移植成活率高，一般不容易产生严重后遗症。如果注射脂肪时的技术和手法存在问题，或者单次移植的脂肪量过多或注射过于集中，大量的脂肪堆积在一起，局部供血不足导致脂肪溶解、液化、吸收，甚至出现脂肪坏死，就会影响求美者的身体健康和手术效果。

在注射脂肪时，某一个点注射脂肪过多，移植的脂肪未能存活，会产生炎症反应和纤维包裹，表现为较硬的实性包块，即出现硬结、结节。脂肪移植也可能出现不对称的情况，多数是因为双侧移植量不等，或面部本身的不对称造成，也可能是因为双侧脂肪吸收量不均等。明显的不对称可通过再次脂肪移植进行矫正。脂肪移植一般都会过量移植，但如果移植脂肪的存活量超过预期，就会出现移植区域臃肿。如果移植脂肪持续生长，则要考虑脂肪瘤样增生，需要手术取出。如果注射部位位于韧带分布区、组织弹性较差或存在瘢痕组织，移植脂肪较难进入瘢痕区域或韧带分布区，而移位到周围疏松组织，出现脂肪移位。

术后局部皮肤凹凸不平可能是手术肿胀所致，也可能是移植不均引起，一般术后早期多见。多数于术后3~6个月可自行调节吸收。如果未吸收，应入院手术予以矫正。

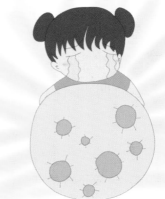

㊺ 面部脂肪移植是永久的吗？需要填充几次？

谈到面部脂肪移植是不是永久的这个问题，必须先要引进一个概念——"脂肪存活率"。手术后经过3~6个月，当移植的脂肪与周围组织形成血运、不再吸收的时候，才能讲这部分脂肪成活了。脂肪的成活率在不同文献的报道中为30%~70%。所以，面部脂肪移植后需要根据各个部位的吸收率，再经过1~2次的补充注射，以达到满意效果。从这个意义上来说，面部脂肪移植是永久的。

但是，被移植成活的脂肪，随着机体的新陈代谢而不断发生变化。例如，求美者在脂肪移植后减肥，或者出现代谢率增高如熬夜、抽烟、酗酒等，被移植的脂肪组织就会像机体其他部位的脂肪一样代谢吸收。从这个意义上讲，脂肪移植又不能称之为永久的。这就像汽车的油箱，中途加满油才能够跑得更远。脂肪移植后保持疗效的关键还依赖于后期的保养，才能达到长期保持满意的目的。

46 面部脂肪移植时脂肪是否填充得越多越好?

脂肪虽然是最佳的软组织填充剂,但却非填充得越多越好。面部比例协调才能产生美。当填充的脂肪过多的情况下,有可能导致"过犹不及"。先不讲填充过多的脂肪容易出现液化吸收,导致求美者的健康出现威胁;如果填充的脂肪导致面部出现臃肿,破坏面部比例,反而会使颜值减分。

当单次脂肪移植过多时,局部脂肪可能出现液化坏死或者纤维化,导致硬结出现,致使手感变差,影响手术效果。

当过于追求面部丰满,脂肪填充后,面部不可避免地出现僵硬,或者面部比例失衡等情况,表情不自然,给人以虚假的感觉,如"寿星公脑门""高耸苹果肌"等。

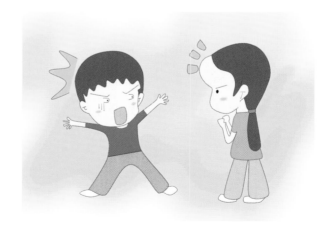

㊼ 面部各个部位脂肪移植后的成活率是否一样？

脂肪的成活率一直是求美者最为关注的事情。在临床上做全面部脂肪填充时会发现，不同部位经过脂肪填充后，成活率有所差异。面部活动幅度越大的部位，脂肪的成活率越低，如鼻唇沟、山根等部位。而血运丰富的区域，脂肪成活率会更高，如苹果肌、面颊等部位。所以，我们会根据前次的手术效果，调整填充的脂肪量，重复2~3次脂肪填充，以达到满意的效果。

脂肪的成活率与其他许多因素也有关系，比如医生的移植技术、求美者的自身条件和护理能力。结合以上因素，根据我们医院的临床经验，总结出了面部成活率排行榜，成活率由高到低依次为：苹果肌、面颊、前额、眉弓、泪沟、额两侧、太阳穴、下巴、鼻唇沟、山根。

提高脂肪成活率的关键是改善受区的血运条件，保证受区的稳定性，使脂肪尽快建立有效血运。所以，在脂肪移植后的早期，应该尽量避免对手术区域的揉摸、热敷，少做面部表情，尽量减少咀嚼等，让脂肪尽早与受区建立血运，提高成活率。当然，为了增加脂肪存活率，也可以考虑采用肉毒素控制肌肉运动，也能同时达到祛除面部皱纹的作用，可谓"一箭双雕"。

48 什么是PRP? 脂肪移植时加入PRP是否能够提高存活率?

PRP的全称是platelet rich plasma，即富血小板血浆，是利用自身血液提取的。PRP激活后可释放多种细胞因子，具有改善组织成活、促进血管再生的作用。PRP在美容领域应用较多，能够起到一定的面部年轻化的作用。目前PRP的应用还处在探索阶段，其应用要求较为严格，来自实验室的数据较多，具体的机制尚不完全清楚。

根据实验研究报道，脂肪移植时加入PRP，在脂肪周围形成丰富的微血管网。也许正是由于大量血管的生成，为移植脂肪细胞提供了足够的养分，增加了脂肪细胞的成活率，是PRP发挥作用的关键原因之一。另外，PRP具有较显著的抗感染能力。由于提供了丰富的营养成分，为移植脂肪提供了有益的微环境，也可能是其发挥作用的原因。也有一些观点认为，PRP可促进脂肪来源干细胞和前脂肪细胞的增殖和分化，从而提高移植脂肪的成活率。

49 面部脂肪移植能够改善肤质、肤色、黑眼圈吗？

脂肪移植属于组织充填性手术，当面部脂肪填充后，皮肤会变得更加紧致细腻。我们在临床上也发现，脂肪移植后面部皮肤的肤质变得更加细腻，有光泽。具体的机制目前尚不完全清楚，也算是脂肪移植后的小福利，意外之喜吧。

面部脂肪填充后，脂肪在皮下成活，使面部轮廓显得更协调、立体，正面及侧面观时面部曲线感更强。拍摄照片时形成的高光区分布在额头、鼻梁、苹果肌区域，使之更符合大众审美。但既然有高光，就会出现阴影，有一些阴影就会形成难看的黑眼圈。

黑眼圈大致可分为3类：色素性黑眼圈、血管性黑眼圈以及结构性黑眼圈。面部脂肪移植对于结构性黑眼圈及部分血管性黑眼圈具有较好的效果。结构性黑眼圈，

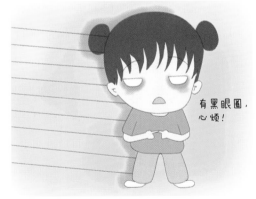

有黑眼圈，
心烦！

即泪沟及凹陷阴影形成的黑眼圈，脂肪移植是最理想的充填材料，能够补充睑下容量，充填层次在眼轮匝肌深面和眶缘骨膜浅面，均匀分布，同时补充整个中面部的容积缺损，以

69

获得协调的外观。对于眼睑皮肤薄且透明，下方眼轮匝肌通过皮肤透视形成的血管性黑眼圈，脂肪移植也能够获得较好的疗效。而对于色素性黑眼圈，脂肪移植能够起到的帮助较小，需要配合药物及激光才能获得满意的疗效。

目前应用纳米脂肪（100 纳米脂肪颗粒）对面部精细部位进行移植，对于祛除细小皱纹和色素性黑眼圈效果也较为理想。

50 脂肪移植能否用于卧蚕成形术？

很多人都希望拥有一双会笑的眼睛。当人们微笑时，眼睑下方眼轮匝肌形成一条类似蚕宝宝似的突起，就是人们常说的"卧蚕"。卧蚕光华丰润，富有弹性，呈椭圆形，圆润流畅，笑起来会更明显。有卧蚕的人，眼睛格外有魅力。

卧蚕当然不是每个人都会有，有的人眼轮匝肌相对较为薄弱，就不会形成卧蚕。得益于整形美容技术的发展，整形医生可以通过卧蚕成形术，帮您打造一双可爱的"蚕宝宝"。

脂肪移植卧蚕成形术，是目前非常流行的美容手术。经过处理的脂肪颗粒在眼睑下方、眼轮匝肌的层次注射，即能形成卧蚕。卧蚕成形术的技术要求很高，如果注射的手法掌握不好，形成的卧蚕形态就会粗大、僵硬，失去原有的魅力，甚至给容貌减分。

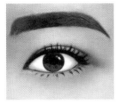 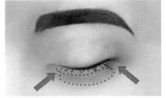 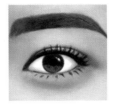

卧蚕成形术术前　　　　　术中　　　　　术后

51 鼻山根过低能否通过脂肪填充来改善？

大多数的中国人，鼻山根往往很低，这跟人体的发育有关。而高高的山根能够使人的眼睛看着更为深邃，面部轮廓感更强。许多明星的鼻山根都比较高，得到许多求美者的追捧。

鼻山根这个部位，骨感很强，给人以皮包骨头的感觉。确实，从解剖学上讲，鼻山根这个部位皮下几乎没有脂肪组织，鼻骨表面又附着有肌肉，如降眉间肌的起点。此处皮肤的活动度较大。另外，这个部位的血运条件一般，没有专供血运的血管。如果在山根部位移植脂肪，很有可能是一段时间后其脂肪渐渐吸收，成活率较差。由于此处皮肤的活动度较大，移植的脂肪又具有流动性，难以塑形。因此，无论从填充成

71

活率还是形态来讲，山根部位很难通过脂肪填充来起到永久的垫高作用。求美者如果想要自己的山根更挺拔，需要考虑进一步做假体植入来达到目的。当然，还要看患者的自身要求和特点。如果求美者坚决排斥假体，一定要用自己的组织，那么脂肪又是当仁不让的选择方案之一。

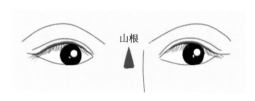

山根

52 脂肪移植能否打造苹果肌，能改善泪沟吗？

苹果肌并不是一块真正的肌肉，但它却位于面部核心区域的隆起组织，位于颧突前下面。有苹果肌的女孩，微笑时脸颊呈现出如苹果般的曲线，能够营造女人味和亲和感。正是由于微笑时苹果肌给人以甜到心里的感觉，苹果肌就成为了流行时尚的新坐标。

那么苹果肌究竟是什么呢？苹果肌是位于眼睛下方2厘米处的肌肉、脂肪等组织的统称，呈现倒三角的外观。当微笑或做表情时，由于周围肌肉的挤压，这块区域稍稍隆起，看起来就像圆润的苹果，因此得名苹果肌。随着年龄增长，皮肤松弛、缩水，苹果肌不可避免地下垂、凹陷。当苹果肌失去了本来的圆润紧致，不仅会显老，还会因为颧骨高耸，给人以难以接受的刻薄感。此时，就需要丰润苹果肌。

许多爱美女性通过采用填充物填充，来塑造显年轻可爱的苹果肌，使自己的笑容更加甜美。脂肪作为面部最好的填充剂，通过移植到苹果肌的位置，能够使苹果肌达到原本的弹性及柔软度。脂肪移植填充苹果肌，成活率高，维持时间持久，而且经过移植脂肪的皮肤肤质会得到改善，是非常理想的填充材料。

泪沟是许多爱美人士的"痛"，它是眼眶隔下缘软组织萎缩导致的一条凹槽，常自内眼角开始延伸到下睑缘。由于泪沟的出现，可能会导致眼袋更加明显，出现黑眼圈，使人感到憔悴，影响美观。而脂肪移植则能填平这一凹痕,消除泪沟。

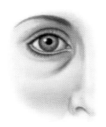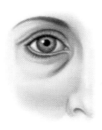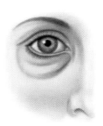

轻度泪沟　　　　　中度泪沟　　　　　重度泪沟

53 有哪些因素影响脂肪移植成活率？

自体脂肪移植的成活率受多种因素的影响。从求美者的自身条件，到整个面部填充的过程，乃至填充术后的护理等都与脂肪成活率有关。

首先，患者个体差异影响脂肪的成活。通常情况下，身心健康、体型较为丰满、年龄较轻的人，脂肪成活率会更高。

其次，脂肪移植过程中，一系列的操作包括吸脂方法、纯化清洗过程、医生的注射技术，都跟成活率有密切的关系。比如，吸脂过程中负压过大，会使脂肪细胞损伤加重，降低脂肪的成活率；在纯化清洗过程中，长期暴露在空气中也会降低脂肪的成活率；而注射过程中，医生的注射技术如果不能使脂肪均匀多点分布在受区中，也会使脂肪液化吸收，降低脂肪成活率。填充部位也会影响脂肪成活率。一般来讲，受区原本脂肪较多的部位，脂肪成活率会略高。因为这些部位有适宜脂肪细胞生存的微环境。拿面部来讲，面部活动越大的部位，脂肪成活率越低；血运越丰富的部位，脂肪成活率越高。

另外，填充术后的自我护理也非常关键。比如，术后应避免减肥，避免过多的表情和咀嚼，避免碰触揉搓注射部位。有条件的话，可以在填充部位周围注射肉毒素，既能够起到淡化皱纹的作用，又能避免肌肉过度活动，从而提高脂肪成活率。

54 移植的脂肪会不会越长越多？移植过多怎么办？

一般我们会担心脂肪的成活率，但极个别的情况下，移植的脂肪也可能越长越多。脂肪成活后进行新陈代谢，可能随着体重的增加也会增多。这种超出期望的脂肪生长，可破坏面部的比例，或者使面部显得不够清秀。这属于生理性的增多，一般不需处理。

而有时候，移植的脂肪在各种因素（具体原因不明）的刺激下，可能会异常增生，形成脂肪瘤样增生。如果形成的脂肪瘤样增生越长越大，可以用吸脂管插入瘤体内将之吸出，或手术摘除。此外，脂肪移植时添加生长因子，可能会促进脂肪瘤的产生。因此做脂肪移植时，应避免添加任何生长因子。

脂肪移植时一般都会超量移植，但如果移植脂肪的存活量超过预期，可能会造成局部的脂肪过量，表现为填充区域臃肿。当出现填充脂肪过量时，早期可以通过热敷、红外线疗法等加速脂肪的代谢。不过，手术后早期脂肪还处在吸收期，面部有肿胀，并不容易判断是否真的过量。所以建议不要着急处理，可以等到3个月稳定后再处理。如果脂肪的存活量确实过多，可以通过溶脂或吸脂等方法将多余脂肪祛除。

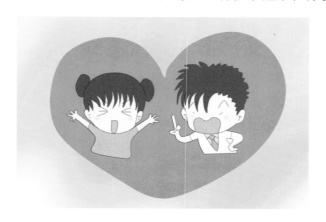

55 填充玻尿酸后还能不能进行脂肪移植？

我们在临床上会经常碰到，打过玻尿酸的小姑娘，在玻尿酸注射后的早期对填充效果非常满意。但过一段时间之后，玻尿酸可能会发生移动，或者感觉皮肤变薄、透光，希望通过脂肪移植进行修复。

玻尿酸和脂肪都是填充剂，但也有区别。一般玻尿酸作为真皮内填充，脂肪是皮下填充居多。但有时玻尿酸也可以在皮下注射。

打过玻尿酸后是可以做自体脂肪移植的，不过要等玻尿酸完全吸收之后，才可以做自体脂肪移植，否则可能会发生感染或效果不理想。玻尿酸根据交联度不同以及个人体质不同，在人体内维持时间会有所差异，一般在半年到1年。交联度越高的玻尿酸,效果维持时间越长。所以打完玻尿酸之后，需要在半年到1年之后再考虑做脂肪移植。对于迫切想进行脂肪移植的求美者，可以先用药物溶解玻尿酸，或手术取出玻尿酸，待皮肤恢复到正常情况后再进行脂肪移植。

56 脂肪能不能丰唇？

脂肪不仅可以丰太阳穴、打出可爱的苹果肌，它还可以移植到其他部位，如注射到唇红，让一些唇部单薄的求美者，拥有性感火辣的"蜜桃唇"。

脂肪丰唇较其他材料丰唇更加真实，手感更加自然，丰唇术后的效果稳定持久，因此被称之为"绿色丰唇"，易于让求美者接受。

脂肪丰唇的成活率在50%左右，成活的脂肪会与周围组织生长在一起，不会发生移动，对原来的组织不会产生损伤。一般需要经过2~3次的填充，以达到预期的效果。在这个过程中，求美者还可以和医生共同讨论，打造适合求美者自身条件的红唇。

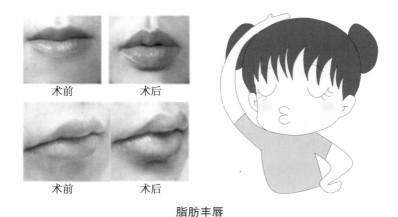

术前　术后

术前　术后

脂肪丰唇

57 脂肪移植垫下巴的好处有哪些？

许多因为下巴太短或者不够翘的求美者，会选择垫下巴来矫正这些缺陷。自体脂肪垫下巴是目前最受欢迎、也是最安全的手术方式。

自体脂肪具有无毒无害、绿色安全的特点，这是最大的优势，不少对假体或者玻尿酸植入抱有排斥的心理，所以脂肪移植垫下巴越来越受到人们的关注。脂肪移植手术微创无痕，效果自然逼真，也是其他手术不能比拟的。手术操作相对简单,不会损伤下颏周围的组织,脂肪成活后效果真实持久,受到广大求美者的青睐。

脂肪移植垫下巴好处多多，用脂肪垫下巴适合大多数的求美者，尤其适合于下颏有一定量骨组织支撑者。但对于下巴太短、有严重下颌退缩的求美者来说，就需要假体植入，或者经过假体植入后,联合自身脂肪填充,以取得更好的效果。

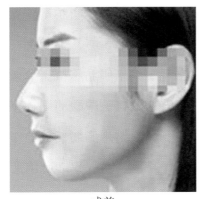 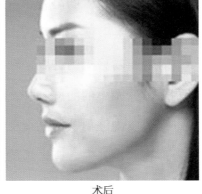

术前　　　　　　　　　　　　术后

脂肪移植垫下巴

58 脂肪移植能否代替肉毒素的除皱作用？

脂肪移植除皱的原理是利用自体脂肪作为材料填充皱纹。

脂肪移植除皱时，抽吸出的脂肪颗粒较为粗大，常用直径较粗的注射针打出隧道后进行填充。有学说认为，移植的脂肪组织还会分泌一些细胞因子，刺激皮肤合成，并重新排列胶原蛋白，抚平皱纹。经过脂肪移植，皮肤变得更加紧致自然，能够使额纹、眉间纹、鱼尾纹、鼻唇沟纹及颈纹等变浅，平复凹陷，实现面部年轻化。

我们知道，皱纹的产生与真皮的胶原纤维断裂或流失，以及皮肤组织水分流失有关。脂肪移植能填充因脂肪或肌肉萎缩导致的、较大凹陷或组织容量缺失。但是，脂肪不能真皮内注射直接平复皱纹。

随着脂肪移植的进展，现在出现了纳米脂肪移植。纳米脂肪是极其微小的脂肪颗粒，它能够通过打玻尿酸的细针直接进行真皮内注射，填充真皮层的萎缩。纳米脂肪移植的作用原理在于，其内含有大量的脂肪干细胞，不仅仅起到填充作用，更重要的是可促进组织的再生和年轻化，改善肤质和祛除老化导致的静态细小皱纹，比如鱼尾纹、嘴唇皱纹、乳头区皱纹，因此被称之为"自体玻尿酸"。

广大求美者对肉毒素的除皱效果非常肯定，但对其除皱的原理可能不太清楚。因此，在选择用哪种方式来除皱时会比较困惑。有时候在面部脂肪填充过后，医生可能会建议再打一些肉毒素，以提高疗效。这时，求美者就可能会问，我脂肪填充不就能祛除皱纹了吗，为什么还要再打肉毒素？原来，肉毒素除皱的原理是，注射后能阻断神经肌肉处的神经递质释放，从而阻断神经对肌肉的传导，出现神经肌肉功能性去神经，这样局部的表情肌发生麻痹，皮肤收缩力下降，使得皱纹舒展、皱纹减轻或消失。因此，肉毒素对消除动态性皱纹的效果极佳。

相信讲到这里，大家都会对除皱有比较直观的认识了。脂肪移植除皱和肉毒素除皱的原理是不相同的，因此也不会存在谁取代谁的问题。而脂肪移植后打肉毒素，主要是为了增加脂肪的成活率，提高除皱疗效。

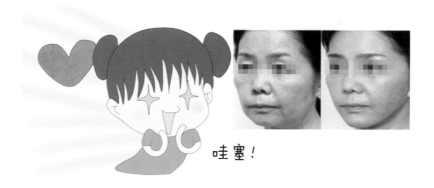

哇塞！

59 脂肪移植对人体有没有危害？

脂肪移植应用在医疗美容领域已经非常广泛，安全可靠的疗效，使其成为求美者口口相传的美容项目。或许是这种熟悉感，让很多人误认为脂肪移植完全没有危害，从而忽略了它作为一台手术的专业难度。

脂肪移植跟其他手术一样都有手术禁忌，比如器质性病变的患者、精神疾病患者等不适合脂肪移植；另外一些情况会增加手术风险，比如高血压、糖尿病、口服抗凝药物、出血倾向、有感染灶及月经期间，需控制好病情后或避开月经期再进行脂肪移植。

脂肪移植存在出血、感染、损伤等常规风险。但与其他常规切口手术相比，脂肪移植手术伤口很小，属于微创手术，此类风险发生概率较低。值得注意的是，脂肪颗粒或脂滴进入血管，可能会出现脂肪栓塞。这就对医生提出了较高的技术要求。尤其是面部脂肪填充时，医生要对颜面部的血管走行分布和层次有深入直观的认识，操作轻柔，分点缓慢注射，选择合适的注射针等，有助于减少并发症的产生。

正规医疗机构的医生，按照标准操作流程进行脂肪填充手术是相对安全的，所以提醒求美者一定要选择正规医疗机构就诊。

60 脂肪移植后，体重变化对移植的脂肪有没有影响？

脂肪移植后，会跟随机体进行新陈代谢，会随着体重的增加而增长，随着体重的减轻而减少。两者相比较，体重变轻对移植脂肪的影响更大，临床上也更为常见。这种难以预估的脂肪变化可能会破坏面部的比例，这时候就需要再次脂肪填充。脂肪移植后医生会嘱咐求美者，一定不要减肥，尤其是在早期脂肪还未存活的情况下。

在脂肪真正存活后，这部分移植脂肪就会参照机体的新陈代谢而不断变化。有趣的是，有研究指出，脂肪细胞会有一定的记忆，并能将这些信息保留6年之久。移植的脂肪大多取自于腹壁及大腿的脂肪，按照这一理论，这部分脂肪一般很难因为减肥而减掉。所以，小伙伴们，偷着乐吧！

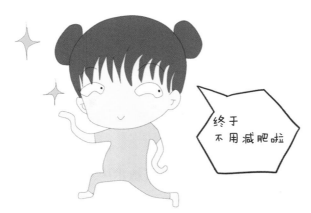

终于不用减肥啦

61 脂肪移植后，皮肤会不会变松弛？

皮肤变松弛一般有两个原因，一是正常的衰老所致，二是突然大量的减重所致。脂肪移植后，受区的皮肤不仅不会变松弛，还会变得更加紧致，就连肤质也会更加细腻、光亮。对于脂肪供区的皮肤，皮肤有非常强的自我修复功能，脂肪被抽出后皮肤会重建，并逐渐与基底组织重新生长在一起，一般也不会引起皮肤松弛。尤其在做面部填充时，需要的脂肪量很少，恢复期过后，供区组织包括皮肤，跟原来几乎没有差别。如果年龄很大，皮肤非常松弛了，这也不是单纯靠脂肪移植就能解决的问题。如果原先比较丰满，吸脂手术抽出大量脂肪后，在早期皮肤可能会显得松弛，但经过一段时间以后，大多也会逐渐恢复。

62 移植的脂肪会不会向周围滑动？

移植的脂肪是活组织，在移植术中及移植后的早期，会出现移植脂肪偏离目标受区的现象。这是因为此时脂肪尚未与自身组织生长在一起，尤其在瘢痕区域、组织弹性差的受区及韧带分布区周围，可能会流向周围疏松组织中。因此，在这些区域进行脂肪移植时，需要对受区仔细检查，对皮下的瘢痕、纤维条索进行预处理，减少脂肪滑动，增加脂肪成活率。

术后已成活的脂肪则不会发生移位。所以，在脂肪移植的早期，医生会建议求美者不要做揉搓、挤压注射部位，不做过量运动，也不能做夸张的表情及过多咀嚼，以防止脂肪移位，影响疗效。

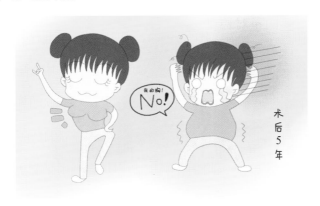

63 能否通过脂肪移植改善面部不对称?

每个人的面部都会有轻微的不对称，一般不仔细看，不会发现明显的区别。但如果人的脸部严重不对称的话，不仅显得非常不美观，而且会给患者身心带来巨大伤害。导致左右脸型不对称的原因有很多，有先天性的，也有后天性的因素。对于面部不对称的问题，我们该如何治疗呢？得益于目前整形技术的发展，现在已经有很好的方法能解决这个问题。

脂肪移植对面部不对称的改善效果非常理想，是脂肪移植的绝对适应证。脂肪作为最佳的软组织填充剂，对于矫正软组织缺陷以及任何其他面部轮廓畸形，都具有良好效果。在做脂肪移植时，可以根据面部凹陷的程度，相应地调整脂肪注射量，让脸左右恢复对称。轻微的不对称可以完全矫正，而对于严重的不对称，如半面萎缩症的患者，也具有很好的疗效。

64 能否采用脂肪移植矫正眼窝凹陷？

眼窝凹陷是指上睑区眶下缘处出现凹陷，它常常与眼睑皮肤松弛同时发生。眼窝凹陷原因多种多样：一是年龄的增长，眼眶内的脂肪萎缩；二是曾经做过上睑手术或外伤时，去掉的眼眶脂肪过多；三是先天眼眶脂肪组织量少。轻度的眼窝凹陷仅表现为上睑外观单薄、不饱满，对外观并无太大负面影响。但中、重度的眼窝凹陷常常能够显露眼球的轮廓，让人看起来憔悴、衰老，对面部的美观产生较大的负面影响。中、重度的眼窝凹陷为手术适应证，可以通过脂肪移植来矫正。

　　脂肪移植纠正眼窝凹陷是当今广泛应用的临床方法。对于患者来说，具有创伤小、恢复快、充盈外形好的优势，故易于接受。但是，由于上睑皮肤薄，若脂肪颗粒注射不均匀或层次过浅，容易出现上睑不平整和双侧不对称；注射量过多，容易导致上睑臃肿；注射层次较深或注射量过多，也易出现上睑提肌的压迫，造成暂时的上睑下垂。笔者认为，在临床治疗中应谨慎操作，避免并发症的产生，量体裁衣，实现睑区年轻化。

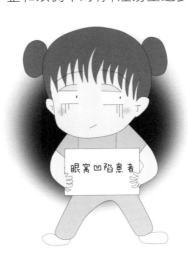

04

第四章

脂肪隆胸、隆臀以及会阴美容和手部美容

65 脂肪隆胸适合哪些人群？

现代女性对自身身材的要求越来越高，即要有柔美的曲线，又不能显得臃肿。在抽脂的同时，利用自身多余的脂肪来隆胸正受到越来越多人的追捧，可谓是一举两得。但并非所有的女性都可以利用自体脂肪移植隆胸，在考虑脂肪隆胸的时候应该对照一下自身的具体情况。

脂肪隆胸的适合人群

- 乳房发育不良、乳房轻度萎缩
- 轻度乳房下垂或松弛
- 双侧乳房大小或形状不对称，但差别程度不太大
- 对乳房体积增加要求不高
- 身体其他部位（如腹部、大腿等）有足够脂肪储备者

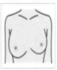 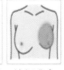 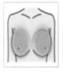

胸小　　乳房不对称　　单侧乳房　　轻度乳房
　　　　　　　　　　发育不全　　　下垂

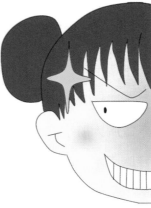

 脂肪隆胸与假体隆胸有什么区别?

自体脂肪移植隆胸技术：利用身体其他部位的脂肪组织，经过特殊处理后注射到胸部乳房中，达到隆胸的效果。

优点：

（1）脂肪隆胸利用自身的脂肪组织作为填充原料，不会产生免疫排斥等反应。

（2）脂肪隆胸不影响内分泌功能，不影响女性的生育、哺乳功能。

（3）脂肪隆胸后的乳房，由于填充的是自身材料，形态与自然的无明显差别,效果浑然天成,更易被女性及伴侣接受。

（4）对于局部脂肪较多的女性，脂肪隆胸在达到隆胸效果的同时还能减肥瘦身、塑造美好身形。不过，利用自体脂肪隆胸每次移植的量不能太多，手术后还有部分的吸收，因此不适用于要求乳房体积明显增大的求美者。

假体隆胸：这是将乳房假体经切口直接放置在乳腺组织下或胸大肌下，增加胸部乳房体积，达到隆胸的效果。假体隆胸手术切口一般选择在腋窝、乳晕或乳房下皱襞。假体隆胸术后效果明显且持久，对于过于瘦弱的女性是一种较好的选择。但由于放置的是假体，所以术后并发症也值得注意，如包膜挛缩、假体易位、术后感染等。不仅如此，假体隆胸也不如脂肪隆胸手感自然。

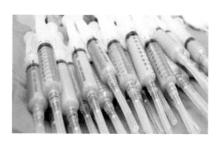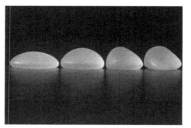

🈲 脂肪隆胸效果是永久性的吗？

脂肪隆胸属于脂肪移植技术的一种，同其他部位的脂肪移植一样，注射的脂肪并不能够完全存活下来，部分会被吸收，剩下的部分才能囤积下来。因此，脂肪隆胸并不是一蹴而就的，需要多次注射。从这个意义上来说，第一次脂肪移植隆胸后效果可能不能长期维持满意的外观。但是，一般经过2~3次注射，每次注射后乳房体积都会有一定程度的增加，最终外形会达到满意的效果。此时，这些移植后存活下来的脂肪就是永久的了，可以维持长期美观的效果。

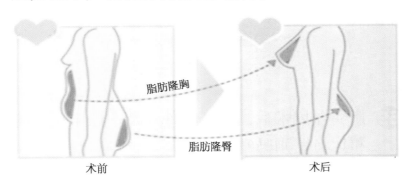

脂肪隆胸

脂肪隆臀

术前　　　　　　　　　　　　术后

68 胸部脂肪移植的存活率与术后效果的稳定性是怎样的？

这是大家最关心的问题。在脂肪隆胸过程中注射的脂肪并非能够完全存活下来，其中部分需要经过身体的吸收代谢掉，其余部分会存活下来。目前临床上脂肪成活率受多种因素的影响，如体质情况、处理方法、局部血供、术后营养等。一般来讲，注射脂肪成活率为30％~50％。为了达到较好的效果，一般需要多次注射。经过多次注射后，囤积下来的脂肪能够永久存活下去，成为乳房的一部分。而且，随着体脂的增加或减少，这些移植存活的脂肪也会有所增加或减少。因此，术后千万不要减肥。总的来说，脂肪移植隆胸术后的效果，不管是体积的增加，还是外观手感，都是比较自然而稳定持久的。

⑥⑨ 脂肪隆胸术后，乳房的外观及手感与天然的相比有差别吗？

用自身的脂肪进行隆胸，等于说隆胸的材料就是取自自身。而乳房的主要体积来源，天然的就是脂肪。可以说移植

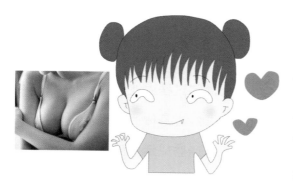

脂肪是用和乳房主要成分同样的材料来增大乳房的体积，因此，脂肪隆胸术后的外观非常自然真实，饱满圆润，自然挺拔，浑然天成，真正的是乳房二次发育。这样的乳房外观和手感，相当自然 ，可以和天然的媲美。而且，由于脂肪经注射移植的创伤小、无切口，很难

看出隆胸的痕迹。

　　不过，脂肪注射隆胸如果移植量过大的话，会造成部分脂肪不存活，或者形成硬结，这样就会造成手感的不适。因此，不要为了追求一次移植成功而过量填充脂肪，宁可每次移植的脂肪量少一些，保证存活率才是最重要的。

⑦ 脂肪隆胸手术后对胸部的感觉有影响吗？

　　不少女性担心脂肪隆胸后对胸部的感觉产生影响，其实大可不必。自体脂肪经特殊处理后，经注射器注射至乳房的皮下层或肌肉层，这些层次内的神经末梢和胸部的感觉关系不大。而且，脂肪移植一般只用很小的针眼就可以完成，创伤小、恢复快，无传统意义上的手术切口，不会对胸部的主要感觉神经产生损伤，所以胸部的感觉也不会受到影响。

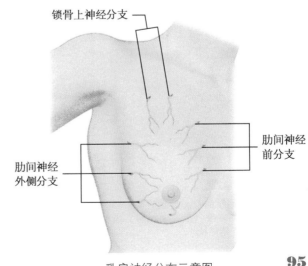

乳房神经分布示意图

71 脂肪隆胸手术后会影响哺乳吗？

很多女性在婚前不敢尝试隆胸的原因之一，就是担心乳房手术后哺乳功能会受到影响。其实，女性哺乳功能的维持是依赖于乳腺组织即乳腺小叶和乳腺导管的完整性，乳腺小叶分泌的乳汁，经乳腺导管运输至乳头，婴儿经吮吸后获取乳汁。脂肪隆胸是将自体脂肪注射至乳腺以外的部位，创伤小、无切口，在注射操作过程中基本不会对乳房的神经、乳腺小叶和乳腺导管产生破坏。因此，脂肪隆胸术后是可以正常哺乳的。

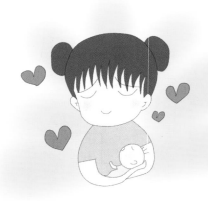

72 脂肪隆胸会引起乳房下垂吗？

有些人会担心既然自体脂肪移植隆胸是增大乳房体积的，那么，会不会造成乳房的下垂呢？一般来说，乳房下垂大多是由于年龄或妊娠等因素引起乳房的支持系统薄弱、乳房组织松弛，加上长期的重力因素而导致。脂肪隆胸将自身的脂肪移植到乳房部位，乳房的体积不会一下子有明显的增大。同时，有研究发现，移植后存活的脂肪组织还能对乳房进行重新塑形，使乳房恢复更年轻的状态。因此，脂肪隆胸不仅不会引起乳房下垂，还能对轻度的乳房下垂有一定程度的矫正作用。

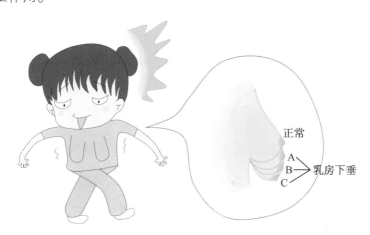

正常

A
B → 乳房下垂
C

73 自体脂肪移植隆胸有什么风险和后遗症吗？

脂肪隆胸虽然具有诸多优势，但并不意味着该技术是万能的。任何事物都有两面性，下面主要介绍一下脂肪隆胸的风险和后遗症。

（1）结节形成或硬结形成：这是脂肪隆胸最常见的并发症，移植后的部分脂肪被吸收，还有部分虽然存活下来，但有可能被周围增生组织包裹起来，增生的粘连组织质地不如脂肪柔软，摸上去就会有结节感或硬结感。

（2）效果不显著：需多次手术。脂肪移植存在一定的吸收率，只有未被吸收的脂肪才具有隆胸的作用。因此，一次脂肪隆胸并不能达到理想的效果，后期需要多次注射移植。

（3）脂肪坏死：脂肪组织本身不具有特别丰富的血供，移植到乳房后主要依靠周围血管长入来提供营养。如果局部移植脂肪量过多或新生血管生成速度较慢，脂肪组织得不到及时的营养支持，部分移植的脂肪就会发生坏死，局部积液，甚至继发感染等严重后果。

（4）感染：任何有创的操作都有发生感染的风险。脂肪隆胸虽然无切口、创伤小，但其毕竟属于有创性操作，术中操作时未严格遵循无菌原则、局部脂肪坏死等都会引发感染，感染又会加重脂肪坏死，两者互为因果，陷入恶性循环。

（5）血肿：血肿的形成主要跟操作手法过于粗暴有关。脂肪注射移植时，进针、出针都有可能损伤血管，如损伤的血管较小，出血尚能够自行停止。但如果较大的血管损伤，就容易形成血肿了。

（6）气胸：气胸虽不常见，但是一旦发生，将会产生严重后果。气胸的发生主要是因为注射管刺破了肋间肌及胸膜。

说了这么多的风险，很多女性可能会对脂肪隆胸望而却步，其实大可不必。脂肪隆胸发展到今天，相关技术已经非常成熟，最重要的是要选择正规的医疗机构和整形医生，规避上述这些风险。

要美丽，更要安全

74 如果对假体隆胸效果不满意，还能做脂肪隆胸吗？

答案是肯定的。假体隆胸效果虽然立竿见影，但由于假体的形状不可改变，有些女性本身胸部条件有一定的局限性，如双侧不对称、软组织较少、两侧乳房外扩等，有可能在假体隆胸后乳房的形状还是不够自然美观。而且，假体隆胸手术以后也有可能发生假体易位等。遇到这些情况，为了达到最好的手术效果，应该到正规医疗机构经专业医生评估后，可以用脂肪移植来弥补假体的不足，或者在更换假体的同时进行脂肪隆胸，以达到更完美的效果。

75 胸部脂肪填充后对形状不满意，还可以补救吗？

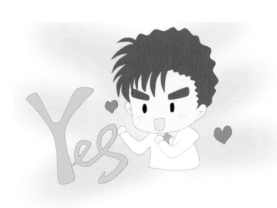

正如前面我们所谈到的，脂肪隆胸并非一次就能完成的，脂肪移植后存在部分吸收的问题。另外，由于重力因素的影响，在乳房内脂肪移植后还会有脂肪吸收不均匀或者脂肪流动的问题，因此一次脂肪填充后形态不理想是很有可能发生的。要知道，一次移植后的乳房形状可能不是最终的形态。如果不满意，当然可以补救。用自体脂肪隆胸一般来说都需要多次填充，每次填充都可以对乳房进行更好的塑形，直至存活足够多的脂肪，达到理想的效果。

76 脂肪隆胸手术注射的次数有限制吗？每次注射脂肪的量一般是多少？

脂肪隆胸手术注射的次数理论上没有限制，只要符合脂肪隆胸的条件，身体能够耐受手术，并且患者具有强烈的求美欲望，都可以到正规的整形机构进行脂肪隆胸。

每次脂肪隆胸时不能注射过多的脂肪，不同的体质，其脂肪注射量及次数也不尽相同。临床上一般一次一侧乳房注射量不宜超过200毫升，否则较易发生脂肪坏死，吸收量也会增加。注射脂肪的成活率一般为30%~50%，第二次注射存活的脂肪量会比第一次多一些。为了达到较好的效果，一般需要注射3次左右。

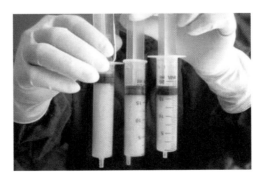

⑦⑦ 脂肪隆胸术后会影响乳房其他疾病的诊断吗？

　　有些人会担心，脂肪隆胸会改变乳房原有的结构，从而影响对乳房疾病的诊断。其实，脂肪隆胸本身不会引起乳房的相关疾病，其对于乳房疾病诊断的影响也是微乎其微的。固然，脂肪隆胸的女性，术后有可能发生硬结或钙化，在一定程度上可能会干扰乳房X线片结果的判断。但是，现代乳房的辅助检查种类繁多，有经验的医生询问了解到有脂肪隆胸病史，经仔细体检，配合多种检查结果，很容易辨别病变是由于脂肪隆胸引起，还是乳房本身疾病。所以，大可不必担心脂肪隆胸会影响对乳房其他疾病的诊断。

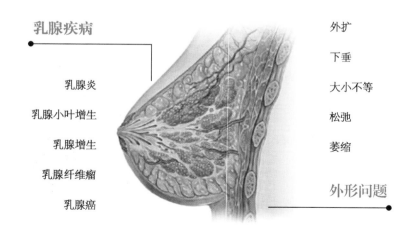

乳腺疾病

乳腺炎
乳腺小叶增生
乳腺增生
乳腺纤维瘤
乳腺癌

外扩
下垂
大小不等
松弛
萎缩

外形问题

78 减肥会影响脂肪隆胸术后效果吗?

脂肪移植的早期,为了让脂肪在"新家"安心落户,需要增强营养,而在这个时候如果盲目节食减肥,对手术以后的恢复不利,脂肪存活量会减少,当然会影响手术效果。被移植进胸部的脂肪不仅是一种填充物,更是作为活的组织进行正常的生理活动。被移植的脂肪和身体其他部位的脂肪一样,体积是随着体重的变化而波动的。如果患者在手术之后节食减肥或因为其他原因发生体重减轻,使全身的体脂率下降,胸部脂肪的容积也会随之下降,继而影响手术效果。不过,

对于脂肪隆胸后已经达到稳定而满意效果的女性,移植的脂肪已经在乳房内建立新的血液营养通道而永久存活。这时,只要

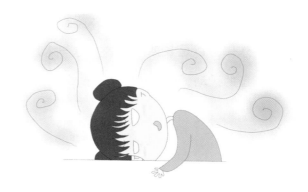

选择科学的相对温和的减肥方式,即短期内体重没有急剧下降,节食也好,健身也罢,都不会对脂肪隆胸的效果产生太大的影响。

79 脂肪移植能把臀部做成"蜜桃臀"吗？术后效果能维持多久？

"蜜桃臀"就是指拥有像桃子外形一样圆润的曲线，并且微微上翘，皮肤白里透红的臀部，被认为是女性健康、美丽的标志之一。自体脂肪移植对臀部形态的改善是迅速而显著的。臀部脂肪填充不仅能增大臀围，而且通过调整臀部的脂肪分布，可以使臀部的表面更平整，曲线更平滑，还可以造出微微上翘的形态。另一方面，脂肪移植对皮肤也有年轻化的作用，可以让臀部皮肤恢复弹性、肤色恢复年轻。

在手术移植填充的效果稳定后，只要体重不变，手术的效果可以是长期维持的。这与术后保持良好的生活习惯和适量的运动，避免体重和体脂率的大幅波动密切相关。

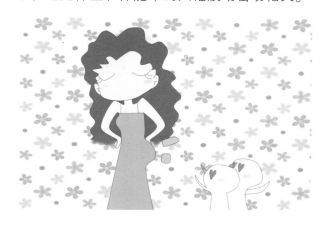

80 臀部脂肪移植术后臀部会下垂吗?

有些人会担心,臀部脂肪移植后,臀部的体积和重量增加了,在地心引力的影响下,会造成臀部下垂。其实,恰恰相反,脂肪移植可以塑造微翘的臀部外形。臀部是否会发生下垂受到许多因素的影响,如年龄、营养状况、运动习惯等。即使不进行脂肪填充手术,大多数人的臀部也会随着年龄的增长而逐渐变得松弛下垂。目前还没有报道过臀部脂肪移植术是使臀部变得更易下垂的因素。因此,不必对这个问题过分紧张。

81 臀部脂肪移植术后体位和睡姿有哪些注意事项?

臀部脂肪移植后,填充脂肪的部位要避免受压。这是因为,为了使手术效果更好,移植的脂肪在手术过程中先要被处理成微小的脂肪颗粒,再注射到合适的位置。这时的脂肪是呈液态的,因此,刚做完手术后,脂肪容易流动或者变形。经过3~4周后,脂肪会在臀部移植的部位生长,变得像原先

105

生长在这里的脂肪一样，有一定的形状和抗压能力。所以，术后避免臀部受到挤压是必要的。尤其是刚做完手术的时候，最好是俯卧位；术后1周内应避免仰卧和久坐、驾车等臀部受压的情况，其余没有特别严格的体位要求。

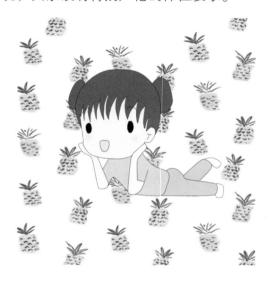

82 臀部脂肪移植术后坐着会影响手术效果吗？

如果手术后移植区域受到压迫，是有可能影响手术效果的。但只要坐姿正确，手术区域一般是不会受到压迫的。在坐姿时，人体的大部分重量都集中于两个突出的骨性结构——坐骨结节。而在站立时，坐骨结节位于臀部的下部。为了使臀部的形状更挺拔，医生一般不会在坐骨结节周围进行填充。因此，只要保持笔直的坐姿，使自己的重量都压在坐骨结节上，对手术的效果是没有影响的。但开车时，人的身体是后倾的，这时身体的重量就可能压迫在手术区域，影响手术效果，所以需要避免类似的情形。

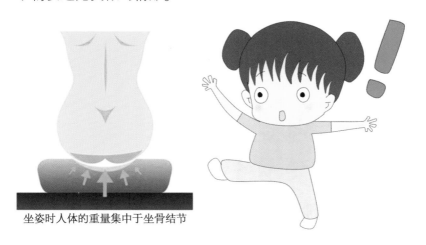

坐姿时人体的重量集中于坐骨结节

83 哪些人需要做会阴部脂肪移植？

对女性来说，皮下脂肪丰满的阴阜、大阴唇不仅是年轻的象征，而且对满意的性生活也起到很大的作用。而对男性，有些人会因为阴茎过细而产生自卑感，从而影响其性功能。会阴部脂肪移植可以作为一个手段来改善外形和功能。

会阴部脂肪移植的适应对象

体重过轻、过度减肥、先天性大阴唇或耻骨部位脂肪层薄弱的女性。

分娩时损伤或者肿瘤切除等原因造成大阴唇形态变化、两侧不对称、局部瘢痕萎缩的女性。

女性由于会阴过于骨感而引起的性交痛或男方不同程度的不适感时。

男性阴茎短小、过细，从而影响性功能的。

84 会阴部脂肪移植有哪些相关手术？

女性会阴部脂肪填充可以用于大阴唇增大术，通过在皮下注入脂肪来调整大阴唇的体积和形态。脂肪填充也可以使瘢痕软化，增强瘢痕与下层组织的滑动，可以用于缓解阴道侧切、小阴唇缩小术后瘢痕相关的疼痛。另外，阴道黏膜下层的脂肪填充可以在阴道缩紧术中起辅助作用。

对男性而言，会阴部的脂肪移植手术主要是用于阴茎的增粗，从而改善性生活的满意度。

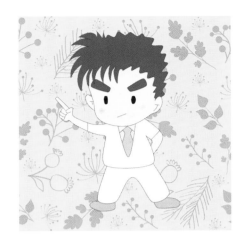

85 会阴部脂肪移植术后有哪些注意事项？

和其他部位的脂肪移植手术一样，会阴部脂肪移植术后同样需要避免感染和挤压。而且，由于会阴部位置的特殊性，对局部的清洁、感染的预防更应重视。为防止术后并发症的出现，应当注意如下几点。

（1）术后局部轻度加压，48小时内冰敷，自第二天起排尿后用温水或滴露稀释液清洗外阴。

（2）加强营养，促进脂肪存活，不随意减肥。

（3）禁止盆浴2周，禁止性生活1~2个月。

（4）术后第7天、1个月、3个月、6个月随访。

109

86 为什么要做手部脂肪移植呢?

判断一个人的年龄,主要依靠人体暴露于衣物之外的两个部位——面部和手部。经常听人说,"手是人的第二张脸"。目前,人们对面部年轻化的重视已经成为了日常,护肤品、化妆品和美容手术的运用非常广泛。然而,日常的劳作和化学物质接触使得双手比面部更容易老化,而对手部美容还远没有象对面部那样重视。所以,与面部相比,手的外观会更准确地暴露一个人的真实年龄。针对手部干瘪、皮肤松弛等状态而进行的手部脂肪移植,可以使人获得光滑饱满的双手,从而隐藏真实的年龄,对整体的年轻化大有帮助。

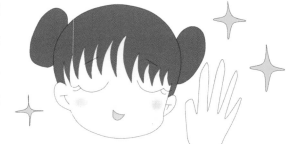

87 脂肪移植能改善手部外形吗?能达到年轻化的效果吗?

随着年龄的增长,手部的脂肪会渐渐萎缩,使手背变得干瘪、皱缩，导致皱纹出现，静脉和肌腱显露，呈现衰老化的外观。手部脂肪移植可以帮助手部恢复年轻时的脂肪分布，饱满的脂肪使手背的外形轮廓更加光滑与饱满，使已经形成的皱纹变浅或消失。另外，脂肪移植还可以掩盖手背明显的静脉曝出和肌腱、骨骼轮廓，给双手提供迅速而显著的年轻化效果。

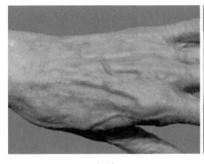
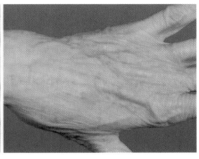

术前　　　　　　　　　　　　　术后

88 手部脂肪移植会不会影响手的感觉和运动功能？

由于手功能的重要性，于是在手部做脂肪移植前，有人担心脂肪移植会影响手的功能。其实，在20余年的临床实践中，手部脂肪移植已经被证明是一种安全、有效的手术方式。手背的脂肪被筋膜分割为独立的3层。在最外层的脂肪中，没有任何解剖性的血管或神经，而移植的脂肪主要是注入到这层。因此，刺入这层脂肪的针头不会损伤任何血管和神经，脂肪也不会进入血管造成脂肪栓塞。所以，手部脂肪移植非常安全，只有约10%的患者在术后会发生暂时性的手背感觉异常，基本不影响手的感觉和运动功能。

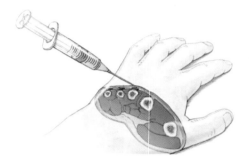

手部注射脂肪移植示意图

第五章

脂肪整形护理相关问题

- 脂肪整形手术的术前准备及注意事项？
- 脂肪整形术后需要缝线吗？何时拆线？
- 脂肪整形术后需要用药吗？
- 脂肪整形术后需要穿塑身衣吗？
- 脂肪整形手术前后饮食有什么需要注意的吗？
- 脂肪整形术后多久可以化妆、洗澡？
- 脂肪整形术后会肿胀几天？多久可以看到比较好的效果？
- 脂肪整形术后出现淤青或出血该怎么办？
- 脂肪整形手术需要住院吗？
- 脂肪整形术后影响正常运动吗？多久可以恢复健身？
- 脂肪整形术后需要随访吗？

89 脂肪整形手术的术前准备及注意事项？

术前准备在广义上是手术操作前的所有准备，包括术前心理的准备、身体状况的准备、对于术后恢复期时间的充分准备等，一般需要做手术相关的体检，女性需要避开生理期。

（1）**要做好心理的准备**：术前要对手术有客观的认识和理解，明确自己内心的需求，同时认识到任何手术都存在一定的风险，和医生仔细沟通，使双方的审美达成一致。如果觉得只是很小的手术，想象术后效果像魔术般地神奇，是不可取的。术后可能会产生不必要的焦虑，影响正常的恢复。

（2）**要做好身体状况的准备**：任何时候，健康都是第一位的，切不可隐瞒病史，术前要和医生良好沟通。脂肪手术总体而言是非常安全、微创、恢复迅速的美容手术。但是也要排除基础性疾病（高血压、心脏病、糖尿病、免疫性疾病等），切不可盲目手术，或者过多的一次性多部位手术，这可能引起术中体液过度丢失、心功能异常等危及生命的情况发生。

（3）**要为手术及术后的恢复留下充裕的时间**：如果手术

范围较小，可以选择门诊手术，手术做完，当天就可以回家。如果范围较大，或者爱美者害怕疼痛，可以选择住院手术。手术会在麻醉下进行，这样需要安排2~3天的时间住院。此外，术后恢复的时间也要考虑。吸脂术后第一天通常要换药；腿部抽脂的术后1个月内不能进行剧烈活动；腹部抽脂恢复较快，穿好塑身衣就可以较早投入文案工作。面部脂肪填充的患者，恢复的时间就要稍微长一些。因为面部填充区域处于水肿的状态，不太方便进行化妆和社交活动，最好休息至少1周，也有一部分患者恢复时间会更长。总之，求美者要提前安排好自己的工作和生活，以免手术和工作、生活互相影响。

（4）术前还要准备好住院的私人用品和适合自身尺码大小的塑身衣：可以咨询医生后购买。再次强调，脂肪整形手术都属于医疗美容，对于手术器械无菌要求很高，必须要到正规的医院就诊！

⑨⓪ 脂肪整形术后需要缝线吗？何时拆线？

脂肪抽吸手术操作时，抽脂管是需要通过相应孔径大小的皮肤切口进入皮下脂肪层的，用负压将脂肪细胞抽吸出来。根据抽吸量及抽脂管粗细的不同，切口长2~5毫米；自体脂肪填充部位的注射孔径更加小，比针眼略大，最多2毫米左右，有的医生认为无需缝合。为了避免术后对合不良遗留瘢痕，抽脂区域的孔常规是需要缝线的。但是线非常细，针数很少，一针或者两针；对于填充手术后的注射口，有的医生也喜欢用非常细的线缝一针，为了使皮肤更加良好愈合。如果术后护理良好，愈合后的瘢痕不会很明显，甚至几乎无痕。

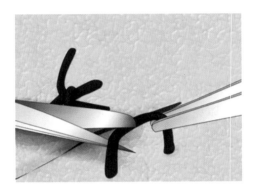

拆线时间会依据不同部位有所差别，一般面部拆线时间5~7天；腰腹部、背部拆线时间10~12天；四肢的拆线时间略长，14天左右。

91 脂肪整形术后需要用药吗？

进行抽脂或者脂肪填充手术的都是正常人，有人认为术后是不需要用什么药的。其实，术后的创面看似一个个小孔，但抽脂肪所在的皮下存在大面积创面，一般情况下医生都会建议穿塑身衣，加压至少2个月。因为早期应用有压迫止血的作用，后期持续的压力对皮下残留的脂肪组织有塑形作用，能将皮肤脂肪层固定在正确的位置，让皮肤变得更加平整，恢复起来更快。同时，为了预防手术区域皮下血肿和感染的发生，一般在术后24小时内预防性地应用抗生素和止血药。抽脂面积较大的话，就用静脉输液的形式应用抗生素。如果只是面部小面积填充手术，口服抗生素就可以了。

术后难免会有一些疼痛，必要的话可以口服止痛药，如散利痛等；手术较大的、住院的情况下，痛觉特别敏感的可以肌内注射或者静脉输注相应的止痛药物。为了更快地消肿恢复，可以口服草木犀流浸液片（消脱止）、云南白药等。具体用药量及方法一定要听医生的指导，不能擅自乱用药，以免出现不必要的危险情况。

一般术后第二天医生会换药，这个换药不是指用特殊的药物，主要是指更换清洁敷料、清洁伤口的意思，同时可以观察术后皮肤的肿胀情况、有没有淤青等。

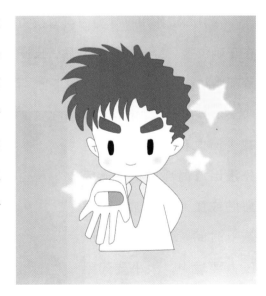

92 脂肪整形术后需要穿塑身衣吗？

吸脂手术一般是建议术后穿塑身衣至少2个月。塑身衣根据人体工程学原理的立体剪材，更符合人体结构特点，调整体内脂肪分布，塑造优美曲线。主要作用如下。

（1）塑形作用：持续的压力对脂肪组织有塑形作用，也有利于残留在抽吸部位的脂肪颗粒进行均匀分布。我们在临床中观察到，如果包扎不均匀，在包扎较松的地方可出现脂肪堆积，造成皮肤不平整。

（2）固定作用：弹力服可对抗重力，将皮肤脂肪层固定在正确位置。经过一段时间后，皮肤脂肪层可在正确位置与深部脂肪粘连，避免皮瓣松脱下垂、形成高尔夫球袋样畸形。

（3）压迫作用：可以减少出血和组织水肿，避免渗出液局部堆积而形成血肿或血清肿，加快术后恢复时间。弹力加压服的压力要适中，大小要起到塑形固定作用。但压力过

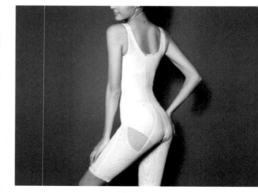

塑身衣

大易导致静脉炎、静脉血栓等并发症。

脂肪填充术后的患者，抽脂术区一般建议穿塑身衣至少3个月。但是，填充部位是不需要用头套等压迫，以免影响脂肪的成形，降低存活率。

93 脂肪整形手术前后饮食有什么需要注意的吗？

脂肪整形手术术前：根据患者的手术方案进行合理的健康饮食。

（1）全身麻醉手术患者：术前晚20点以后不可以进食，22点以后不可以进水，第二天早上空腹等待手术。

（2）局部麻醉手术患者：饮食一般没有忌口，早上要吃好早饭，防止术中出现低血糖现象。

脂肪整形手术术后

（1）全身麻醉手术患者：术后6个小时之内不可进食进水，过了6个小时以后可以先进食一些清淡食物，如粥、面条之类的。之后就可以正常饮食了。但是酒、辛辣刺激性食物还是尽量少吃，以免影响术后的恢复；有些瘢痕体质的患者，还可能会因为辛辣刺激食物而造成瘢痕增生。

119

（2）局部麻醉手术患者：在手术后就可以进食，为了术后的恢复及手术后的效果，患者应尽量忌食酒及辛辣刺激食物。

（3）推荐食物：脂肪整形手术后切记不可节食，营养状况会影响到手术刀口的愈合，特别是刚做好脂肪填充的患者，还会影响到脂肪的存活率。脂肪填充术后的求美者可以多吃高蛋白类食物，以提高填充脂肪的存活率。

1）适量吃肥猪肉：肥肉里含有饱和脂肪酸，适量食用可以让身体存储一定量的脂肪。

2）豆类：含有蛋白质，有利于提高血管运送氧气的能力，让脂肪细胞更加容易存活。如果患者血肿和水肿现象严重，可以吃一些红豆、薏米，帮助消肿。

3）维生素E：有利于维持细胞的存活，可以从玉米、鸡蛋、植物油等食物中获取。

4）维生素C：可防止黑色素细胞被氧化，减少色素沉着。草莓、猕猴桃、青椒等都含有大量的维生素C。

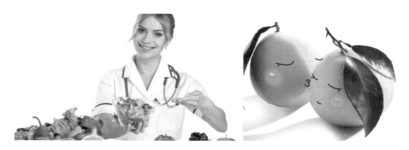

脂肪整形术后多久可以化妆、洗澡？

　　脂肪整形手术和其他手术一样，切口的地方早期都是不能沾水的，特别是5天之内。因此，皮肤愈合之前一定要注意保持局部干燥。有痂皮的地方，需要用酒精擦干净，以免影响局部皮肤的愈合和遗留瘢痕。

　　等伤口恢复好，就可以化妆和洗澡了，一般需要7~10天。确切时间需要听从医生的安排。拆完线后1~2天就可以洗澡和正常化妆了。

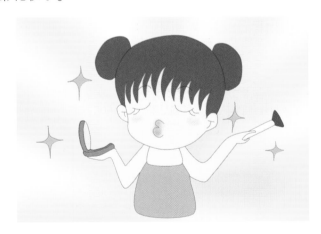

95 脂肪整形术后会肿胀几天？多久可以看到比较好的效果？

脂肪整形手术和其他手术一样都会肿胀，但是慢慢地就会消退下去。消退时间也是因人而异的。

抽脂患者恢复需要一段时间，恢复期是半个月到3个月。吸脂后1~3周可能会肿胀、淤青，1个半月开始看到效果，3个月后效果稳定。

脂肪填充的患者术后前3天会比较肿；过了48小时的肿胀高峰期，手术区会慢慢消肿和恢复；术后1周时，消肿会达到60%~70%，1个月基本消肿。术后3个月内，脂肪会有不同程度的吸收；3个月之后趋于稳定。如果外形不够饱满，可以进行第二次填充手术。

96 脂肪整形术后出现淤青或出血该怎么办？

脂肪整形手术后出现少许的淤青属于正常的现象，千万不要过度紧张和焦虑。术中抽脂管摩擦过多、术区加压欠佳、术后过度活动等，都可能导致术区皮肤的青紫，塑身衣的适当压迫作用可以减轻症状。脂肪手术一般都是需要术后住院观察至少1天，术后3天内会用些止血药。同时，应当减少局部的活动，特别是减少剧烈的活动，防止皮下组织过度摩擦，导致术区小血管的破裂出血。如果有任何不适，都要及时联系医生处理。

脂肪填充术后若术区出现轻度淤青，可以不用特殊处理，一般5~7天后就会慢慢消退；若淤青和出血严重者，可服用

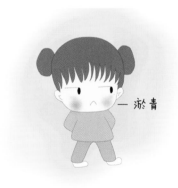

—— 淤青

一些消肿止血药物，如云南白药、草木犀流浸液片（消脱止）之类的。需要注意的是，此类药物需到医院经过主刀医生看诊、开具处方后才可使用，切不可自行服用。

97 脂肪整形手术需要住院吗？

脂肪整形手术后是否需要住院，要看患者采用何种麻醉及术后的反应决定。一般全身麻醉手术是必须住院的，局部麻醉的病人根据手术中的出血、肿胀情况而定。术后一般会

少许应用止血药和抗生素静脉输液，预防感染和出血，促进身体尽快恢复，这些措施都需要住院进行。

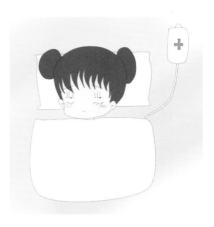

全身麻醉的患者在住院期间，医生要观察患者全身麻醉手术后的反应，有些全身麻醉患者手术后对麻药反应比较大，会出现恶心、呕吐等不适症状。医生可根据患者的反应，及时地给予处理。术后早期伤口需要加压包扎，住院期间应及时换药，保持伤口的清洁干燥，有利于伤口的恢复。在医院，一切都要听从医生的安排，而且在饮食方面，医院都有相应的营养配餐。良好的医患配合，可以达到事半功倍的效果。

98 脂肪整形术后影响正常运动吗？多久可以恢复健身？

脂肪整形手术后需要一段时间的恢复，正常走路和生活是可以的，但要避免过度剧烈的活动，也不适合进行力量型的运动健身。因为这些运动会阻碍恢复，让肿胀及青紫现象加剧，对抽脂的效果产生影响。一般建议在抽脂后2个月内是不可以进行剧烈运动的。

如果做单一部位的抽脂，并且抽脂量比较少，不超过1 000毫升，在抽脂后1个半月左右，可以开始做一些轻度的运动，如散步、打太极拳等。这样的轻度运动可以加速血液流动，促进吸脂后神经和血管的恢复。

如果进行的是多部位抽脂，并且抽脂量比较大，最好过2个月再进行剧烈运动。因为抽脂量越多，抽脂部位越大，对身体内部的血管和神经带来的损害也越大，肿胀时间也比较长，一般需要3个月才会完全恢复。

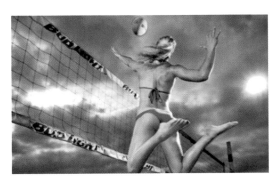

如果脂肪填充抽脂的量极少，在抽脂术后1个月就可以进行正常运动。

99 脂肪整形术后需要随访吗？

抽脂和脂肪填充的患者术后都是需要随访的，因为患者的不正确术后护理会影响患者的恢复，严重的甚至可影响手术效果。及时去医院进行随访，便于医生了解患者术后的恢复及效果，同时给予患者正确的术后指导，让患者及早地投入日常生活和学习中。

抽脂的随访周期

第1次随访：拆线时
第2次随访：术后1个月
第3次随访：术后3个月
第4次随访：术后半年
第5次随访：术后1年

脂肪填充的随访周期

第1次随访：术后1周
第2次随访：术后1个月
第3次随访：术后3个月，可视患者的脂肪存活率考虑第2次脂肪填充的时间
第4次随访：术后半年
第5次随访：术后1年

若患者在此期间发生任何不适，要及时地去正规医院找专业医生就诊，不可盲目自行处理，以免耽误病情。

图书在版编目(CIP)数据

脂肪整形必须知道的99个问题/刘天一主编.—上海：复旦大学出版社，
2018.7(2019.7重印)
（整形美容科普系列丛书）
ISBN 978-7-309-13795-8

Ⅰ.脂… Ⅱ.刘… Ⅲ.整形外科学-普及读物 Ⅳ.R62-49

中国版本图书馆CIP数据核字(2018)第160705号

脂肪整形必须知道的99个问题
刘天一 主编
责任编辑/宫建平

复旦大学出版社有限公司出版发行
上海市国权路579号 邮编：200433
网址：fupnet@ fudanpress. com http://www. fudanpress. com
门市零售：86-21-65642857 团体订购：86-21-65118853
外埠邮购：86-21-65109143 出版部电话：86-21-65642845
浙江省临安市曙光印务有限公司

开本890×1240 1/32 印张4.625 字数77千
2019年7月第1版第2次印刷

ISBN 978-7-309-13795-8/R·1698
定价：30.00元